U0038433

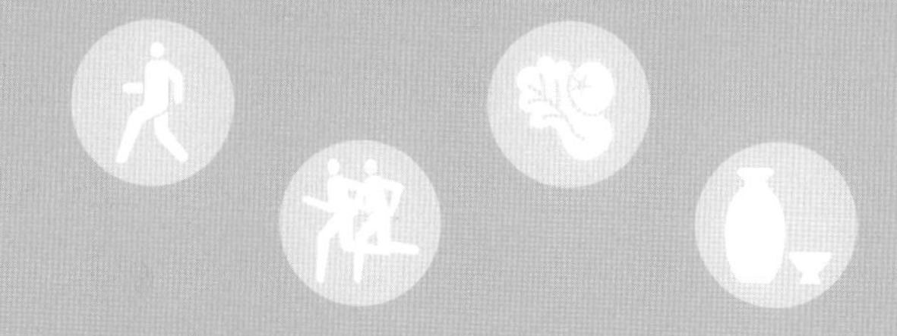

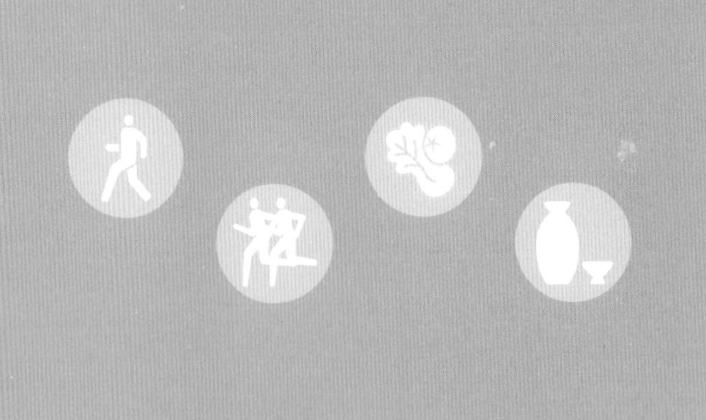

醫學博士教你慢活到老

活到100歲，你一定要養成的4個好習慣！

前言

在日本，直到江戶時代還有「人生50年」的說法。平均壽命在繩文時代約15歲，室町至江戶時代略低於40歲，連明治・大正時代也未達40歲。之後，到了1935年約48歲，1947年變成52歲，終於超過50歲。之後就如同圖1所示，平均壽命年年延長。

在中國，以前也同樣少有人活到70歲，所以才有「人生七十古來稀」的說法，將70歲稱為「古稀」。

不過，如圖2（第10頁）所顯示，活到100歲以上的人（百歲者＝centenarian）正年年增加，變得一點也不「稀少」。

我從1977年起到現在，共5次造訪世界長壽村高加索地區（喬治亞〔Georgia〕）。對那裡的百歲者們進行以飲食為主的生活調查，並見到許多即使活到110歲、120歲，依然每天忙碌地工作、生活愉快且神采奕奕的人們。

連我的患者中，過去也有好幾位百歲以上的人們。

這些百歲者確實有共通的「生活方式」。

我希望在本書中以這點為中心來闡述。

任何人生於這個世上，理所當然都想健康地活得長長久久。希望閱讀本書的讀者，要以「充滿元氣活到１００歲」為目標。

最後，要在此向本書的企畫、編輯——ＰＨＰ研究所的姥康宏副總編表達感謝之意。

２０１２年１月

石原結實

圖1◎平均壽命的推移

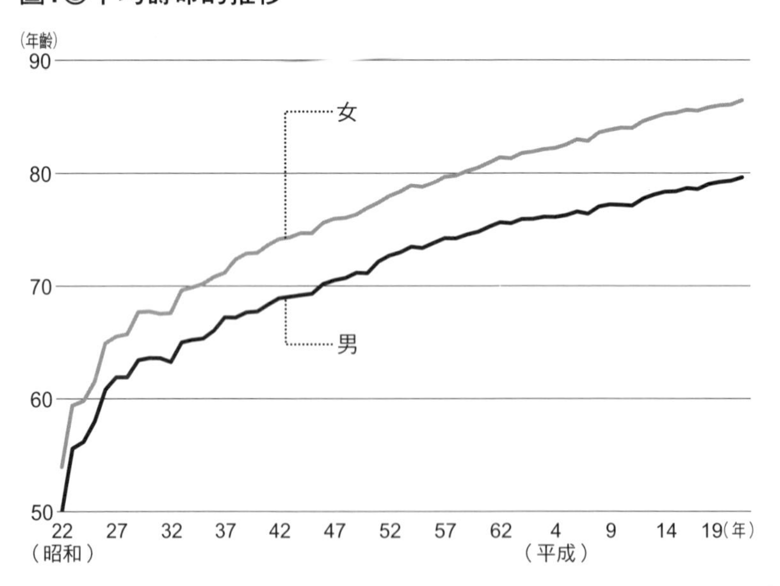

目錄

CONTENT

第1章　長壽者教導的長壽條件

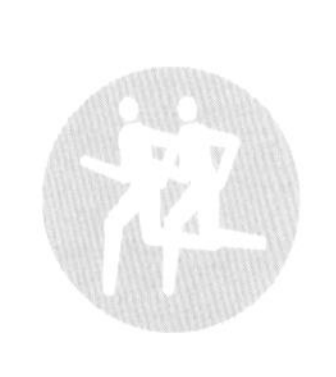

第2章 活到100歲的第1個習慣——只要做這些運動就對了

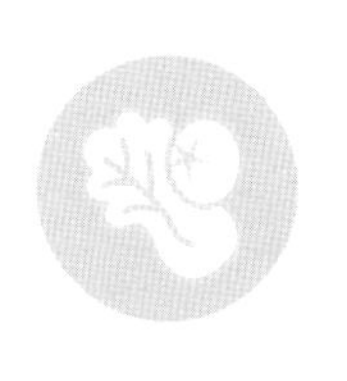

第3章　活到100歲的第2個習慣①——預防老化的食物

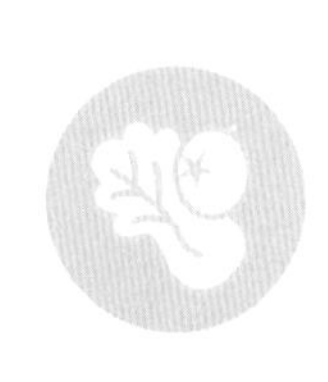

第4章 活到100歲的第2個習慣②——預防老化的飲食方式

第5章 活到100歲的第3個習慣——合宜地攝取酒精

第6章 活到100歲的第4個習慣——人生要活得快樂

第7章 預防「5種疾病」以便能活得長壽

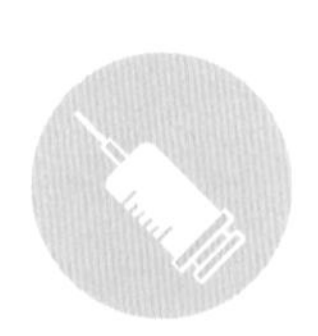

第8章 從檢查報告解讀血液的老化

圖2◎100歲以上的人口（日本）

年次	男性（人數）	女性（人數）	合計（人數）
1963年	20	133	153
1964年	31	160	191
1965年	36	162	198
1966年	46	206	252
1967年	52	201	253
1968年	67	260	327
1969年	70	261	331
1970年	62	248	310
1971年	70	269	339
1972年	78	327	405
1973年	91	404	495
1974年	96	431	527
1975年	102	446	548
1976年	113	553	666
1977年	122	575	697
1978年	132	660	792
1979年	180	757	937
1980年	174	794	968
1981年	202	870	1,072
1982年	233	967	1,200
1983年	269	1,085	1,354
1984年	347	1,216	1,563
1985年	359	1,381	1,740
1986年	361	1,490	1,851
1987年	462	1,809	2,271
1988年	562	2,106	2,668

年次	男性（人數）	女性（人數）	合計（人數）
1989年	630	2,448	3,078
1990年	680	2,618	3,298
1991年	749	2,876	3,625
1992年	822	3,330	4,152
1993年	943	3,859	4,802
1994年	1,093	4,500	5,593
1995年	1,255	5,123	6,378
1996年	1,400	5,973	7,373
1997年	1,570	6,921	8,491
1998年	1,812	8,346	10,158
1999年	1,973	9,373	11,346
2000年	2,158	10,878	13,036
2001年	2,541	12,934	15,475
2002年	2,875	15,059	17,934
2003年	3,159	17,402	20,561
2004年	3,523	19,515	23,038
2005年	3,779	21,775	25,554
2006年	4,150	24,245	28,395
2007年	4,613	27,682	32,295
2008年	5,063	31,213	36,276
2009年	5,447	34,952	40,399
2010年	5,869	38,580	44,449
2011年	6,162	41,594	47,756

資料出處：日本厚生勞動省老健局計畫課「男女百歲以上高齡者依年次紀錄之人數變遷」

第1章

長壽者教導的長壽條件

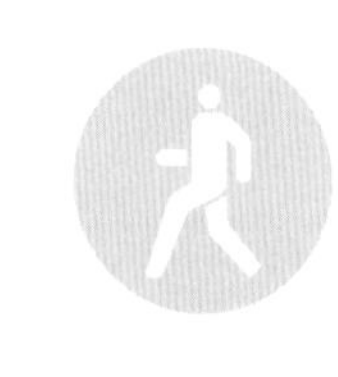

史上有名的世界長壽者

關於「人的壽命限度」，俄國的微生物學者、諾貝爾得獎人梅契尼可夫(IlyaIlyichMechnikov，1845至1916）的看法是，人可活到150歲左右，而德國醫學者胡佛蘭德(Christoph Wilhelm Hufeland，1762至1836）則認為人可以活到200歲。

姑且不論這項說法的真偽，現在名留史上的長壽者，最先推舉的例子就是因蘇格蘭威士忌「老帕爾」(Old Parr)標籤上的頭像而為世人熟知的托馬斯・帕爾（Thomas Parr，1483?至1635）。

托馬斯・帕爾出生於1483年，是一名蘇格蘭的農夫。據說，在他152歲零9個月時，英國王室為表揚他的長壽，在白金漢宮設宴款待他，但他卻因吃了太多料理，引發腸阻塞而猝死。據說，當時著名的解剖學者威廉・哈維（William Harvey，1578至1657）在解剖老帕爾的大體時，並未發現有任何衰老的徵兆或病變。

如今，老帕爾仍長眠於西敏寺（Westminster Abbey）的墓園中。

另外，1805年出生於高加索（Caucasus）的希拉利・莫斯利莫夫（Shirali Muslimov），100歲時與26歲女性結婚，130歲時才有了女兒，而於168歲（1973年）去世。我清楚記得，當時日本的主流報紙還當作頭條報導這則新聞。

同樣地，亞塞拜然（Azerbaijan）的馬哈曼德・艾巴遜則於1959年8月以151歲的高壽離世。他直到死之前都活力十足，生了4個兒子和20個女兒，是連孫子和曾孫在內共159人大家族的一家之長。艾巴遜老先生認為，長壽的大敵是怠惰，他留下了一段意味深長的話：「怠惰有如毛毯般溫暖，處女般溫柔，一旦被這種溫暖或溫柔所包圍，就完蛋了。」

雖然我5次實地堪查高加索長壽村都無緣見到這位長者，但他的直系親屬曾讓我看了他在150歲前後拍攝的照片。

我前往長壽村進行調查時，長壽老人們和孫子、曾孫，連玄孫在內，四、五代的人一起住在大石頭建造的家中，老人們的孩子當中也有不少人高齡90到100歲，所以我認為，人能活到120至130歲是相當可靠的說法。

因此，從這些高加索的長壽者們，及刊載於15頁的泉重千代老先生等長壽者的例子來看，**人們確實具有活到120至130歲的潛力**。

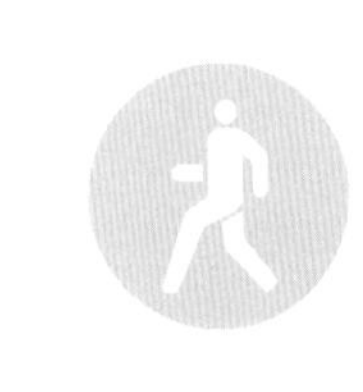

日本的長壽者們

目前，日本最長壽者的是京都府的木村次郎右衛門先生（1897年——）。過去最長壽的紀錄保持人是住在佐賀縣的長谷川千代乃，可惜她已於2011年12月以115歲高齡去世。

從這個事實來看，住在標高1500至2500公尺山間，每天呼吸著新鮮的空氣，忙於畜牧、農業工作，一直在從事體力勞動的高加索地區長者中，**有人活到超過120歲，並非不可思議的事。**

以下就列舉出日本以長壽出名的長著。

1979年12月30日以107歲高齡去世的平櫛田中老先生，出生於1872年的岡山縣。他年輕時跟隨高村光雲學雕刻，於1962年獲頒文化動章。

平櫛老先生曾在100歲時獲取往後30年份的雕刻材料，因此博得眾人敬佩。

據說，他常掛在嘴上的一句話是「60、70歲還是乳臭未乾的小毛頭。從100歲開始才是壯年。我也是從現在起、從現在才開始！」還喜愛將這句話揮毫於色紙上。

1983年2月15日以107歲高齡去世的清水寺貫主（天台宗最高僧地位）大西良慶大師，出生於1875年12月21日。雖然他是因為在1976年幫出生於鹿兒島的五胞胎命名而出名，但他倡導「心中有愛、世界和平」，一生貫徹和平主義。

大西大師體力和健康狀況都相當好，即使年過70歲依然能讓妻子懷上身孕，據說他直到腦中風過世的數天前，還是每天執行例行的工作。

而日本最有名的長壽人士，則是曾在1980年《金氏世界紀錄》(Guinness World Records)中被報導過、於1983年榮登該紀錄大全封面的泉重千代老先生。

泉重千代出生於江戶時代的慶應元年（1865）、鹿兒島縣大島郡伊仙町。1979年獲《金氏世界紀錄》認定為世界第一的長壽者，於1985年迎接120歲（大還曆），隔年離開人世。

泉重老先生是個信念極強的人，脾氣很激烈，喜怒哀樂的情感也豐富，自由奔放地過完一生。此外，每天傍晚來一杯黑糖燒酒則是他的最愛，也是他長壽的祕訣。

關於另一對超有名的雙胞胎長壽者「金銀婆婆」，我想大部分讀者都印象深刻吧！

「金銀婆婆」是1892年出生於愛知縣農家的長女與次女，她們是同卵雙胞胎，據說血型卻不一樣。

1991年，當時愛知縣知事與名古屋市長祝賀金銀婆婆歡度「虛歲100歲」的消息經由報紙披露後，這對姊妹就變得廣為人知。之後，她們倆因出現在電視廣告上而更為出名，還被招待到「春的園遊會」，當「NHK紅白歌唱大賽」的聲援佳賓，也有一部分原因是她們受人喜愛的可愛個性，所以成為全國的高人氣人物。

據說，「金銀婆婆」在100歲左右都被斷定罹患中度痴呆症，頭髮全白，但在不斷接受眾多媒體採訪，及應邀到日本全國各地旅行期間，黑髮竟慢慢增加，亦即出現所謂返老還童的現象。

她們長壽的原因之一便是將以下幾句話經常掛在嘴上：**「經常說話、常笑是長生的祕訣」**、**「不想悲傷的事，只想快樂的事」**、**「如果忘了感謝，就不能成為人」**、**「人的衰老是從腳開始」**等，此外，她們每天一定走路30分鐘。

而她們喜愛的飲食，似乎是魚和茶。

不過，令人惋惜的是金婆婆在2000年107歲時過世，而銀婆婆則在隔年108歲時辭世。

其他的長壽者雖然沒那麼出名，以下還有兩位活到110歲以上的長者。

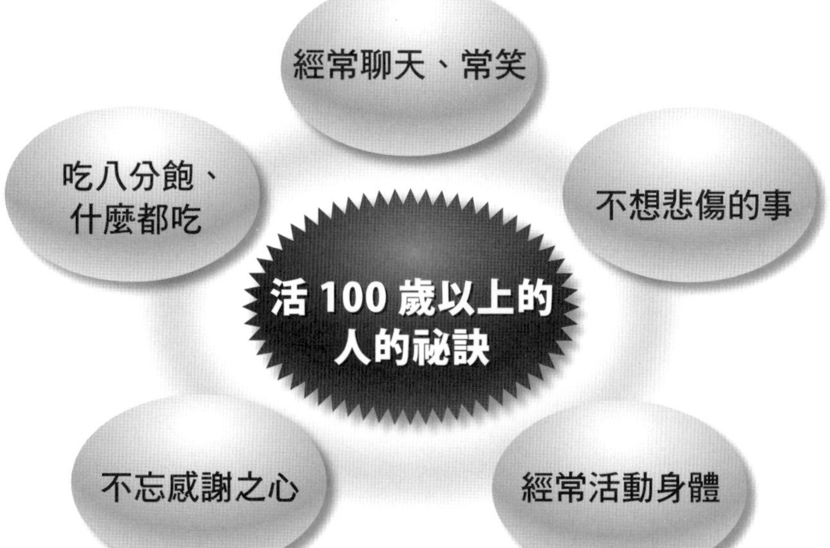

活 100 歲以上的人的祕訣

經常聊天、常笑

不想悲傷的事

經常活動身體

不忘感謝之心

吃八分飽、什麼都吃

1875年出生於德島縣的津川イネ，於1986年111歲時去世，他的長壽祕訣不外乎**「飯吃八分飽，什麼都吃」**、**「經常勞動、活動身體」**。此外，非常喜歡和人接觸交談，應該也是長壽的主要原因。

1992年，宮崎縣的白濱ワカ以114歲高齡去世。他在1878年出生於鹿兒島縣西櫻島村，生了9個孩子，有17個孫子、22個曾孫和1個玄孫。他常說的一句話是**「拚命工作，永遠抱持感謝之心，此乃長生祕訣。」**

這些超過百歲(centenarian)的人瑞，都是在沒冷暖空調、有時還吃不飽的嚴苛環境中長大，度過明治、大正、昭和年代的長者。

他們生長的環境不像現在，幾乎人人都熟知「健康方法」和「健康食品」等概念，而是在生活艱困的時代中活到110至120歲。

現在，增進健康、預防疾病的食物功效及身體活動方式、保持心情方法……已獲得科學上的驗證。

因此，如果能參考過去百歲長壽者們的生活方式，並吸收已獲科學證明、有助於健康長壽的資訊，別說100歲，即使活到120歲都不成問題，不是嗎？

圖3◎日本長壽紀錄保持者

排名	姓名	性別	出生年月日	死亡年月日	年齡
1	泉 重千代	男	1865年8月20日	1986年2月21日	120歲
2	小林 やと	女	1846年3月2日	1964年5月29日	118歲
3	中村 重兵衛	男	1852年6月10日	1969年5月5日	116歲
4	森本 いと	女	1853年8月15日	1970年6月7日	116歲
5	豬飼 たね	女	1879年1月18日	1995年7月12日	116歲
6	本鄉 かまと	女	1887年9月16日	2003年10月31日	116歲
7	長谷川 千代乃	女	1896年11月20日	2011年12月2日	115歲
8	知念 カマ	女	1895年5月10日	2010年5月2日	114歲
9	皆川 ヨ子	女	1893年1月4日	2007年8月13日	114歲
10	小山 ウラ	女	1890年8月30日	2005年4月5日	114歲
11	松永 タセ	女	1884年5月11日	1998年11月18日	114歲
12	川出 ミトヨ	女	1889年5月15日	2003年11月13日	114歲
13	木村 次郎右衛門	男	1897年4月19日	存命	114歲
14	瀧井 アサ	女	1884年4月28日	1998年7月31日	114歲
15	白濱 ワカ	女	1878年3月26日	1992年6月16日	114歲
16	宮永 スエキク	女	1884年4月7日	1998年6月20日	114歲
17	秋野 やす	女	1885年3月1日	1999年2月12日	113歲
18	豐永 常代	女	1894年5月21日	2008年2月22日	113歲
19	中野 シツ	女	1894年1月1日	2007年8月19日	113歲
20	山中 かく	女	1894年12月11日	2008年4月5日	113歲
21	哥川 スエ	女	1884年1月19日	1997年5月4日	113歲
22	河本 にわ	女	1863年9月17日	1976年11月16日	113歲
23	石崎 傳藏	男	1886年10月2日	1999年4月28日	112歲
24	梅田 ミト	女	1863年3月27日	1975年5月31日	112歲
25	津川 イネ	女	1875年4月3日	1986年5月21日	111歲
26	竹原 セキ	女	1878年1月11日	1987年3月2日	109歲

高加索地區百歲人瑞的生活

從1977年到目前為止，我去探訪高加索地區的長壽村一共5次。其中4次是到喬治亞（Georgia)的阿布哈茲(Abkhazia)共和國內的長壽村，1次是從喬治亞的首都第比利斯(Tbilisi)進入更東邊內地的長壽村。

夾在黑海與加勒比海之間的高加索地區，中央隔著一座西北朝東南走向的大高加索山脈，將歐洲與亞洲區分開來。這座山脈的北側稱北高加索、南側則稱為外高加索。在外高加索地區有喬治亞、亞美尼亞（Armenia）、亞塞拜然(Azerbaijan)三個共和國。

我在當地與長壽者們交談甚歡，幫他們做健康檢查，採訪他們的生活狀態等，還與當地的長壽研究所教授們一再地進行學術交流。

1988年與1998年兩次造訪，我都從莫斯科的伏努科沃國際機場(Vnukovo International Airport)搭飛機飛到俄國索契(Sochi)的阿德列爾機場，再搭巴士往東到黑海沿岸、進入阿布哈茲共和國的蘇呼米(Sukhumi)。從蘇呼米再搭巴士往北方前進，就能看到高達4000公尺的高加索山脈雪嶺。因有這座山脈屏障而擋住北風的阿布哈茲共和國，氣候溫暖，所以能收獲柑橘類的水果。

有很多長壽者居住的村落（以下稱為長壽村）位於高加索山脈的中央腹地，即標高1000公尺到2000公尺的高地上。我4度造訪這個地區，2次是到德里布希村，1次是到歐托哈拉村，還有1次是到阿強達拉村進行調查。

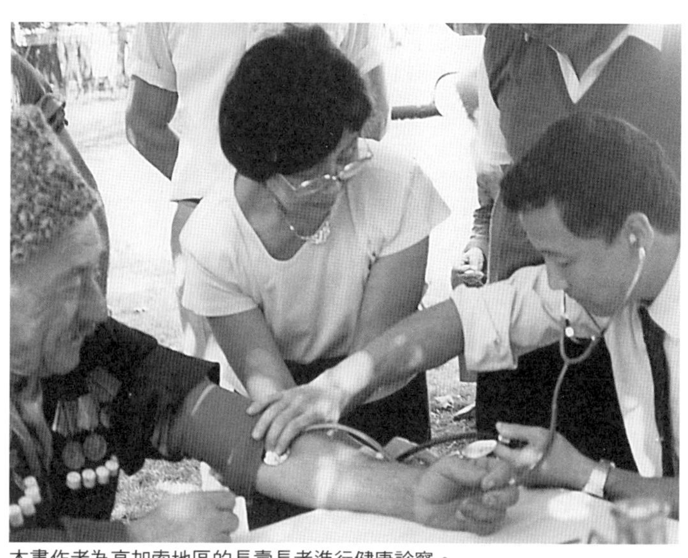

本書作者為高加索地區的長壽長者進行健康診察。

乾杯乾不停的高加索大型宴會

進入村落時，幾位長壽者們總是穿著哥薩克（Cossack）傳統軍服前來迎接。溫馨地握手寒暄之後，村長就會在像集會所（公民會館）的地方向我們一群人致歡迎詞。

這裡的男人們不知是喜歡講話，還是愛好演說，都習慣口沫橫飛、脹紅著臉用力說話，他們以最高規格的奉承話來歡迎我們，並說明這個村落和長壽者的概況。

說明一結束，大家就聚集在長壽者家中，開始舉行宴會。廣大的腹地上建有4、5間宏偉的石造房子，保留著希臘羅馬文明的風采。這地區的特色就是大部分都是大家族，即四、五代家人一起住在這樣的住宅中。

中庭的葡萄藤架下擺放著桌椅，隨即展開我們一行人與長壽者和此一大家族的宴會。長壽者個個身體健壯、姿勢挺拔，看起來很年輕，完全看不出來是活了100年的老人。最令人印象深刻的是，當他們微笑時，從嘴角顯露出來的牙齒都很潔白發亮。

宴會開始前，大家會喝酒乾杯。只不過，這一乾杯通常停不下來。他們將自家釀製的紅酒倒入角狀玻璃杯中，拿著杯子的手腕會圈住對方的手腕再乾杯，如果手中的酒沒喝完，就不會放開手腕。

「第一次見到日本人。今後請來這裡100次」、「為了遠從日本前來的人們乾杯」、「向阿布哈茲乾杯」、「為世界和平乾杯」、「為感謝自然乾杯」、「向長壽者與他們的

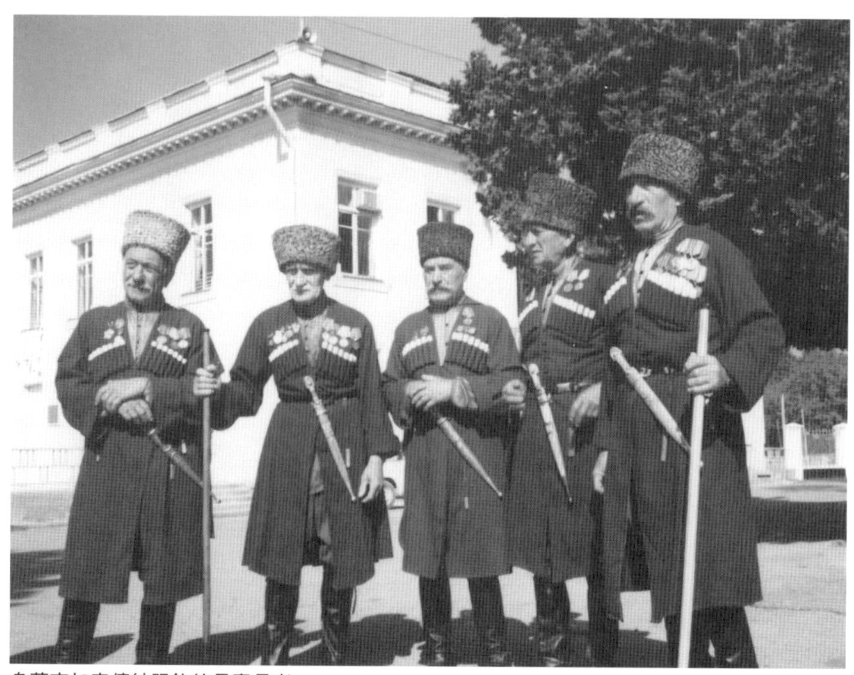

身著高加索傳統服飾的長壽長者。

子孫乾杯」、「向今天替我們做料理的女人們乾杯」他們隨性地不停乾杯，我們全都喝醉了。

只不過，最常見的光景是超過１００歲的長壽者們拿著上述的大型玻璃杯，咕嘟咕嘟乾杯後，臉色只是略微泛紅而已，但漸漸顯得更有元氣。

宴會用的長桌上座坐著長老們，接下來是我們這些造訪者，而70歲這代、堪稱為年輕人的村民們則坐在下座和其他桌。

若問長壽者們「長壽的祕訣是什麼？」他們都異口同聲回答：「從年輕時就做粗重的勞動工作。」若和長壽者們握手，握到他們如手套般厚實的手，就能了解他們所言不虛。此外，他們還舉出「盡可能交很多朋友」、「90歲以上的長壽者們會組成合唱團，每天唱歌」、「招待朋友到家中或受邀參加宴會」、「受邀到婚禮時，一整晚都飲酒、跳舞」等也是長壽的祕訣。這些話語，如實地傳達出**體力勞動（運動）或人與人之間的牽絆有多麼重要。**

由於這裡的傳統飲食方法已經延續了數百年之久，所以無法特別從長壽者的口中問出這些飲食習慣是否與長壽的原因有關。

總之，主食是玉米糊（用玉米粉所做的糊狀物）、黑麵包，但沒有特別嚴格區分主食與副食，餐桌上也常擺滿著葡萄、蘋果、梨、櫻桃、李子等水果一起吃。由於這地區就是蘋果、李子、櫻桃的原產地，所以無法用言語來形容這些水果的甜味、香氣。此外，還有含大量鹽分的硬起司、優格、剛採摘的蔬菜（番茄、小黃瓜等）、豆類、蔬菜、混入豆子的涼拌菜和漬物，帶骨的羊肉……

調味料則有用李子製作、著名的Adjika醬（將小顆的利馬豆燉煮好幾個小時，磨碎後加入洋蔥、胡椒、大蒜、石榴汁〔pomegranatejuice〕調味而成的醬料）、亞美尼亞產的岩鹽等，簡直就是自然食物的巡迴展。食物基本上是現採現吃，直接端上餐桌，除非有特別需要，否則不會使用必須以冰箱保存的食材。

當宴飲方酣時，不分男女老幼，都會隨烏克麗麗之類的樂器演奏跳起舞來。令人起敬的是，超過100歲的長壽者也隨著輕快的節奏律動跳起舞來。這點好像也是他們長壽的祕訣。

訪問百歲者所獲得的長壽祕訣

以下就是我與百歲人們的問答對談。

（訪問對象限定100歲以上老人）

作者　睡眠時間、晚餐時間和就寢時間分別是？

百歲者　平均睡眠時間是晚上10點至早上6點。晚餐是8點左右。中餐通常在2點吃，有時會在吃完中餐後小睡1至2小時。

作者　一天的勞動時間大約多久？

百歲者　夏天約8小時。冬天由於幾乎沒有農作，所以會製作葡萄乾、釀葡萄酒、製作香菸等。

作者　會做什麼運動嗎？

百歲者　有時會有騎馬比賽，但平常因為一整天都在勞動，所以不會刻意去做運動，也沒什麼特別的娛樂消遣。

作者　到某個年齡就退休嗎？

百歲者　不會退休。總之，會每天勞動工作直到死為止。

作者　每天都會泡澡或洗澡嗎？

百歲者　每天都淋浴。夏天一忙完工作就會到小溪游泳、洗淨身體。

作者　男性與女性的生育能力（生子能力）差不多到幾歲呢？

百歲者　有男性在80歲生了3個小孩。女性差不多到65歲還能懷孕生子。

作者　多產的人長命嗎？

百歲者　確實是這樣。

作者　飲食上喜歡吃什麼呢？

百歲者　每天都會吃起司、優格，主食是玉米糊。傍晚做的玉米糊會在隔天早上油炸成玉米餅來吃。紅酒每餐差不多喝個兩杯。肉會每天吃，但吃得不多。蔬菜、水果每天都會吃。

作者　平常食量大嗎？還是胃口很小？

百歲者　不會吃到肚子很撐的程度。

作者　會吃什麼樣的蔬菜？

百歲者　常吃大蒜、高麗菜、洋蔥、胡蘿蔔等，特別是大蒜和洋蔥，每天都會吃。

作者　冬天也有水果嗎？

百歲者　冬天都是吃保存下來的水果，也就是果乾等。

作者　會用哪些調味料？

百歲者　醋、天然鹽、Adjika醬等。不用砂糖，但會用蜂蜜取代。

作者　會喝酒和抽菸嗎？
百歲者　幾乎不抽菸。每天喝紅酒，而且男女都一樣。
作者　有所謂的營養知識嗎？即關於卡路里、蛋白質、脂肪、維生素……
百歲者　長壽者完全沒有這方面的知識。
作者　在日本，一般的常識是「生病後就要補充營養」。這邊是怎樣呢？
百歲者　生病之後會躺在床上，保持安靜而不太吃東西。特別是不吃肉，只會食用一點蜂蜜或馬茲歐尼（優格）、納都比（優格最上面一層的物質）等來靜待復原。
作者　常喝茶嗎？
百歲者　會泡藥草茶，在用餐或下午茶時喝。另外，也喝紅茶。泡紅茶時，通常會加點藥草。
作者　常使用藥草嗎？
百歲者　藥草是餐桌上必備的食品。雖然現在一生病就會到醫院，但以前只用藥草治療。即使是現在，一般受傷或不嚴重的疾病，都以藥草自行治療。
作者　會用農藥、肥料等化學藥劑嗎？

百歲者不會用農藥。雖然會在白葡萄上灑肥料，但肥料是牛糞製成的。

長壽的祕訣在飲食

我曾數度造訪阿布哈茲共和國首都蘇呼米的長壽研究所的科科基阿教授，及喬治亞首都第比利斯的長壽研究所的達拉基西利比教授，聆聽他們關於長壽學的講課，也一再互相討論。歸納他們的理論重點如下：

根據兩位教授的研究，長壽的主要原因當然與遺傳因素、環境因素（日照量、水質、氣候風土民情）、社會因素等有關，但最重要的是食物。

以下介紹這些長壽地區人們一天的平均餐點。

- 早餐　起司、優格、豆類、沙拉、藥草茶
- 中餐　紅酒、水果、玉米糊、牛肉（偶爾）、燉豆類、起司、漬物、沙拉、紅茶或藥草茶（中餐的分量最多）
- 晚餐　起司、優格、水果等為主，吃得很少

雖然長壽者們從事的是農作、畜牧等相當粗重的勞動，但整體的食量並不多（2000大卡以下），絕不會吃到肚子很撐。因此，從未曾見過很胖的長壽

者。

對高加索地區長壽者們延續壽命最有貢獻的食物是起司、納都比、馬茲歐尼等乳製品，這些都具有整腸作用。換言之，可減少造成炎症、腫瘤主因的大腸菌或克雷伯氏肺炎菌（Klebsie llapneumoniae）等不好的細菌，刺激腸內的免疫細胞、促進免疫力，並進一步促使比菲德氏菌與乳酸菌等增殖。

他們經常攝取剛採摘下來的新鮮蔬菜和水果。喬治亞除了香蕉、鳳梨外，水果全部都是現採的，由於當地是蘋果、李子、櫻桃的原產地，所以這些水果都很美味。當地的人也常吃李子，由於李子含有豐富的鉀，所以被認為是長壽者很少罹患心臟病的原因之一。冬天則吃這些水果所製成的果乾。水果對健康有很大的助益。

肉類主要是牛肉，每週吃1至2次，且在中餐時吃100至150公克左右，不吃烤肉，只吃水煮、去除脂肪的肉。魚則是每週吃1次，主要吃鱒魚等淡水魚。

用於沙拉、茶飲中的藥草，主要是紫蘇科或繖形科(apiaceae)的植物，具抗動脈硬化、抗血栓作用，能有效預防腦中風、心肌梗塞。這種藥草茶或紅茶中會加入蜂蜜或乾果，卻不用砂糖。

酒是喝自家釀製的紅酒，主要在中餐時喝150至200毫升。一般認為，鹽會造成心臟病、腦中風、高血壓，所以被視為不好的物質，當「體內利用、排洩鹽」的循環變差後，過多的鹽分會殘存在體內，成為生病的原因。但當地的人會攝取很多的蔬菜或水果，就能靠鉀從尿液中將鹽分充分排洩掉，或靠勞動

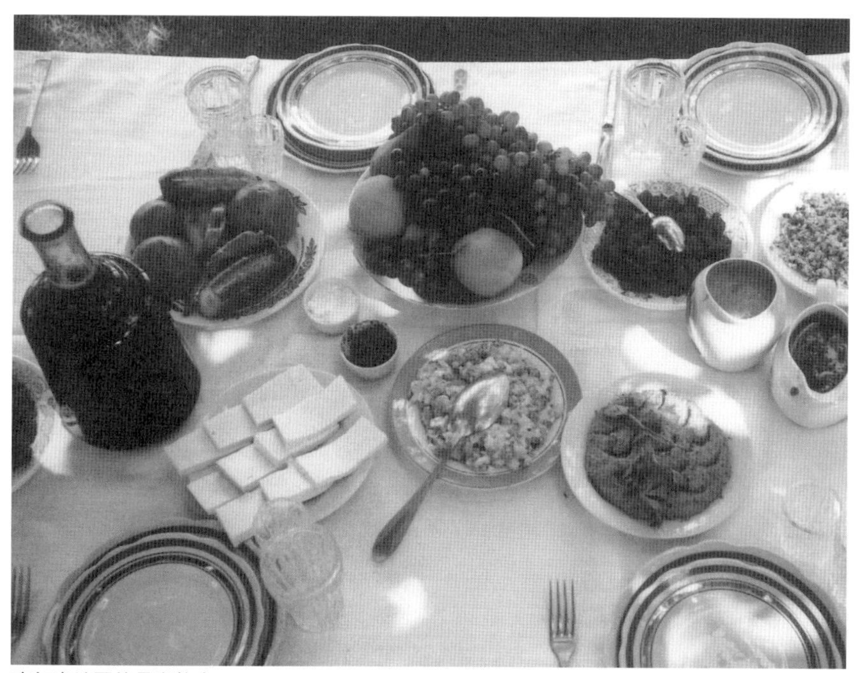

高加索地區的長壽飲食

大量排汗來代謝鹽分，身體不會因此產生任何問題。所以他們不會將鹽分當作不好的物質。長壽者每天常吃的起司中也含有很多鹽，味道很鹹，但他們都元氣十足。

其他能舉出的長壽原因，就是每位長壽者都是勞動者。從未看過不喜活動、很懶的長壽者。可是，他們也不會勞動過度。每天的工作量都一樣。

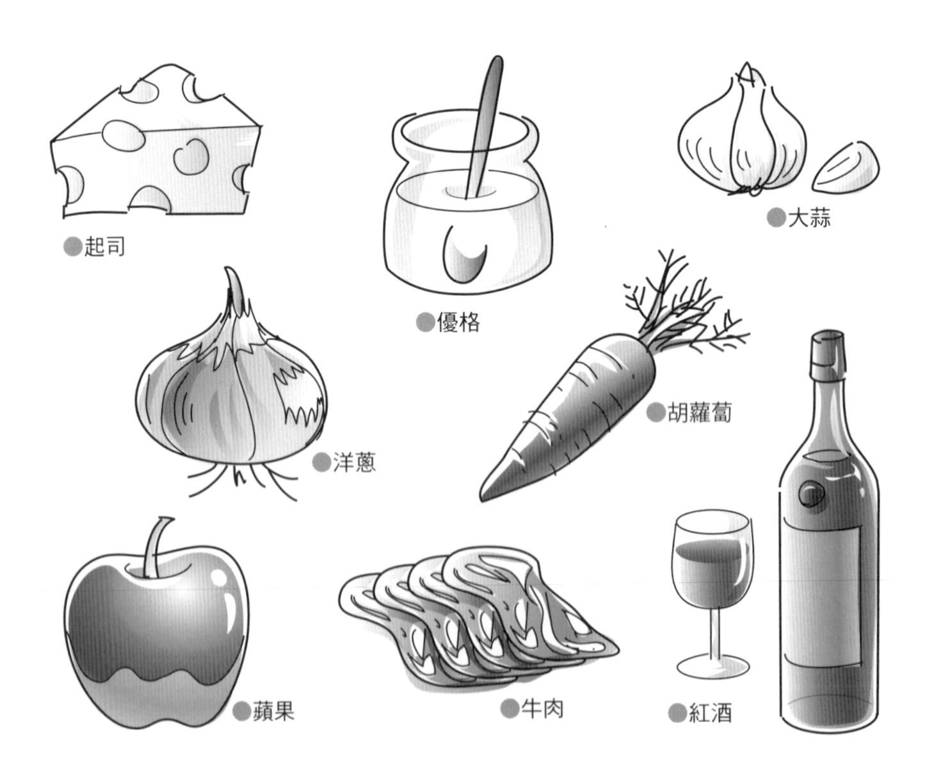

此外，在高加索地區，傳統上都很尊重、珍惜老人，這也是他們長壽的原因。這裡的人總是讓老人坐在最好的位置，給他們最好的餐點，連買車或冰箱時都會找長老商量。在大家族制度下，每天和很多人快樂地生活在一起，總是保持著「愉悅」的心情，所以才能活得很久。這裡的人不羨慕他人，也沒有獨居者。

以上就是兩位教授經過長年研究結果所獲得的長壽、健康祕訣。

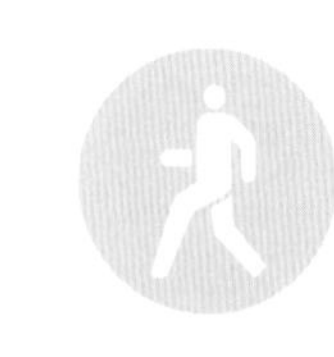

日本長壽者們的生活

接下來要將話題轉回日本。以下的內容雖然屬於舊聞，卻是摘錄自近藤正二醫學博士直到1970年代陸續發表的研究結果。這是他擔任東北大學醫學部教授時，經過數十年、走遍日本全國各個角落所做的調查研究結果。

「米食為主的地區，很多都是人們壽命不長的地區。其理由是，由於米飯好吃，人們總會有攝取過量的傾向。」

「石川縣能美市的舊久常村，70歲以上的男性只有女性的3分之1，因此經過種種調查之後，才明白原因出自當地男性蔬菜攝取量很少，因為當地有句諺語：『蔬菜是女人的食物，男人吃蔬菜會被笑話』。」

「石川縣輪島的海女都很短命，但三重縣志摩的海女卻非常長壽。因為輪島的海女偏好吃肉，飲食以肉和魚貝類為主，也大量吃白飯。而志摩的海女除了魚貝類外，每天還吃很多的海帶芽，也耕田栽種大豆，所以常吃大豆、芝麻。」

「在三重縣臨熊野灘的海岸形成『○○篭』與『××浦』的聚落，兩聚落幾乎分布在相鄰之處，前者居民中有許多長壽者，但後者卻很少。『○○篭』是平家落人（譯注：指在源平合戰〔治承壽永之亂〕落敗，逃亡隱居於偏僻地區的平家公卿及其郎黨、幫助平家的人）的後裔，由於與原住民『××浦』的漁民們在入村之際便訂立了雖然可在海邊撈魚但不得從事漁業的約定，所以前者經常食用田裡作物與海藻、海濱的食物（魚貝類）而健康長壽，而後者則多食用魚和米飯而短命。」

「岩手縣的有芸村有很多長壽者，因為居民多吃所謂『山中之魚』——豆腐，而山梨縣的鳴澤村，即使不吃魚、肉，但三餐以味噌料理為主，所以也多長壽者。」

我在唸長崎大學的研究所時，曾以長壽縣各個地區相鄰的漁村・農村為對象，調查過兩村民的健康與老化程度。因而獲得「所有的漁民在健康程度上優於農民，老化也比較延緩」的結果。其理由為「魚富含EPA、DHA等，所以能有效防止動脈硬化、血栓，使血液暢通無阻、降低血壓。」

不過，若根據前述近藤正二教授研究的結果，**魚要對健康長壽起作用有個附帶條件是「要同時充分地攝取海藻、蔬菜、大豆類」**。

若彙整近藤正二教授的「長壽村・短命村」的條件，可舉出以下七點：

⑴偏好吃米食、大吃大喝的村，長壽者少。

⑵因蔬菜不足而大量吃魚的村，長壽者少

⑶長壽村的人，一定充分地經常攝取蔬菜。

⑷經常食用海藻的地方，很少人腦中風，長壽者多。

除此之外，還有：

⑸氣候較嚴苛的地區，長壽者多。

⑹勞動較辛苦的地區，長壽者多。

⑺壓力較少的地區，長壽者多。

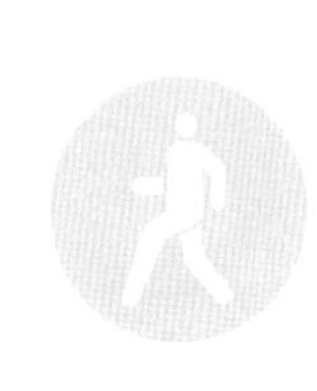

會帶來「長壽」的條件

根據各種研究調查的結果，可知為能「健康長壽」活到100歲，「食物（飲食生活）」、「肌肉運動（勞動）」、「心理的狀態」都有很大的關係。

研究「長壽」議題達半個世紀的長壽學世界權威——蘭開斯特大學（LancasterUniversity）卡萊・庫柏教授與哈佛大學湯瑪斯・帕爾斯（ThomasT.Perls）教授，曾在英國專業雜誌《NewScientist（新科學者）》上發表過一篇以《這樣做，就能活到100歲》為題的文章，以下就揭載文中的「長壽・十大條件」。

(1)若擅於運用毒，最久可延長15年的壽命。

所謂的「毒」是指X光線（放射能）、酒精、日光。

(2)使精神狀態安定。

幸福的婚姻生活與家庭，對長壽來說極為重要。結婚的男女相較於未婚的男女，男性可多活7年，女性可多活2年。

(3)長壽的環境，特別是「溫暖氣候」的地區。

(4)不長也不短的睡眠、酒或巧克力也是長壽的主要因素。

(5)不斷地用腦。

(6)在生病之前做預防。

(7)具備「食物是良藥」的思維。

(8)投入愉快、感興趣的事。

(9)不避忌、積極地學習新方法、樣式、技術。

(10)不忘記經常地「笑」。

此外，美國芝加哥大學的研究班經過長年的調查・研究結果發現「能活到100歲的條件」如下：

(1)一天走路30分鐘的人，即使肥胖也長壽。

(2)若是血壓、血中膽固醇、糖分正常且不抽菸者，會多活6至9．5年。

(3)常喝含具有保持血管彈性作用的兒茶素（catechin）的綠茶、紅茶者會長壽（不包括罐裝的現成茶飲）。

(4)葡萄、藍莓等「紫色果實」或紅酒，富含植物多酚（polyphenol），能有效預防心臟病、阿茲海默症，會活得長壽。

(5)而25歲以下「年輕母親」所生的小孩，會比母親超過25歲才懷孕產下的小孩，「活到100歲的概率」高2倍。

但務必注意下列事項：

①每天喝多糖分炭酸飲料的人，罹患新陳代謝症候群(metabolicsyndrome)、心臟病、糖尿病的風險高，不可能活得很久。

②由於「腿骨或大腿骨骨折的患者，在兩年內死亡的比率高達20%」，所以足腰部虛弱的人要注意。

此外，英國劍橋大學的研究團隊曾在美國醫學雜誌《PLoSMedicine》上發表這樣的研究結果：能維持以下四種習慣的人比完全無法維持的人「可以多活14年」。

(1)不抽菸：包括戒菸的人在內。

(2)日常做運動白領階級者：一天要騎單車或游泳30分鐘以上

(3)適度地飲酒：一週喝1至14罐（杯）的啤酒或紅酒

(4)每天吃蔬菜與水果：蔬菜與水果每天吃5盤以上

英國人平均壽命約為80歲，如果可以多活14年，就能活到將近100歲。

具體舉例來說，在1993至1997年間針對未罹患癌症、循環器官疾病的45至79歲男女約2萬人，調查這些人是否有前述四項習慣，並持續追縱到2006年為止，確認他們的生死所獲得的結果。

那麼，能舉出的老化症狀有「肌力的低下、骨骼．關節的異常（骨質疏鬆或類風濕性關節炎〔deformansarthritis〕）」、「白內障、忘記事物（痴呆）」等。

相較於在很多年長者身上見到的「疾病性的老化」，活到100歲的老人

（百歲者）們的老化進行得很緩慢且穩定，通常都是體內各器官平均地「生理性的老化」。換言之，並非在某器官上以疾病（高血壓、心臟病、腦中風、痛風、白內障、骨質疏鬆、痴呆……）方式呈現出老化現象的老化。

美國的羅、甘兩位博士將向這些百歲者們看齊的老年化方法，定義為健康的老化（successfulaging）。換個方式來說：即便上了年紀也維持著良好身體機能與精神狀態的高齡者，就是「健康的老化」。

兩位博士認為，想要「健康的老化」，有必要做到以下三點：

(1)不存在會造成腦中風的高血壓、糖尿病、高血脂；或會造成障礙的關節炎、骨質疏鬆、骨折等危險因子。

(2)有運動習慣、保持適當體重，維持良好的身體運動機能。

(3)與許多的朋友、熟人保持友好關係，參加志工活動等，積極地參與社會活動，愉悅地度過人生。

第2章

活到100歲的第1個習慣

——只要做這些運動就對了

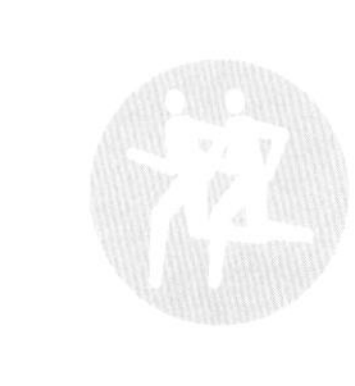

活到100歲的4種習慣

就各種調查、研究結果，要健康活到100歲的公式，可彙整為以下四點。

(1)養成日常做運動的習慣。

(2)攝取蔬菜與水果、茶等抗氧化力強的食物。特別是日本人，攝取大豆、海藻、魚、海鮮類也成為長壽的主要因素。

(3)適度地飲酒。

(4)有很多的朋友、熟人，經常保持積極向上的心情，肯定而愉快地度過人生。

這樣的「長壽法」並不特別困難，只要花點工夫或努力，有心保持下去，任何人都能夠實踐。

雖然社會上抗老化（anti-aging）的食品、療法氾濫，但經過科學確認的有效延緩老化、長壽的方法，不外乎「不吃過量（少食）」和「做運動」。

那麼，在接下來第2章至第6章，會一一具體說明這4種方法。

健康活到100歲的4種習慣

（1）養成日常做運動的習慣。

（2）攝取蔬菜與水果、茶等抗氧化力強的食物。

特別是日本人，攝取大豆、海藻、魚、海鮮類也成為長壽的主要因素。

（3）適度地飲酒。

（4）有很多的朋友、熟人，經常保持積極向上的心情，肯定而愉快地度過人生。

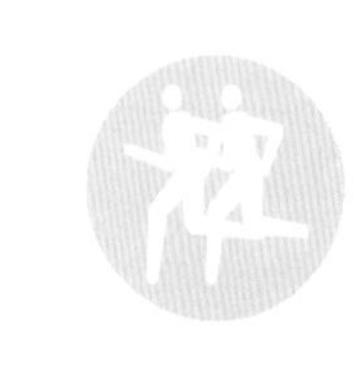

養成日常做運動的習慣

人體最大的器官，可說是肝臟。肝臟約占體重的60分之1，只有1公斤左右。可是，肌肉約占男性體重的45%，女性體重的36%，是人體最大的組織。由此可見，不運動、不鍛練肌肉，就無法保持健康。

一般只知道，肌肉是維護手腳活動、支撐身體姿勢的重要組織，但實際上它還具有以下種種的生理效能。

(1)製造體溫、強化免疫力

人一進行走路、打網球等肌肉運動或肌肉勞動，就會出汗。因運動、入浴等開始冒汗時，體溫就會上升1℃。體溫一旦上升1℃，免疫力就會暫時地增加5到6倍。

誠如字面的意思，「免疫力」就是「避免疫疾＝疾病的力量」，即存在於血液中的白血球具有吞噬、處理從體外侵入的細菌、過敏原（allergen），及體內所產生的癌細胞等的力量。

因此，一般所說的「強化免疫力」就是指有效改善與預防肺炎、支氣管炎等感染症、各種癌症、氣喘或異位性皮膚炎等過敏性疾病……的意思。

(2)有助於心臟、循環器官的作用

靠運動或肌肉勞動等來活動肌肉，換言之，若肌肉細胞（纖維）進行收縮・放鬆，通行於肌肉內的血管也跟著收縮和擴張，因而能促進血流，有助心臟的功能，降低血壓。這就是所謂的擠乳作用（milkingaction）。

很久以前，醫學常識還停留在「心臟病患者要禁止運動」的觀念。可是，自從1998年美國約翰・霍普金斯大學（Johns Hopkins University）的史都華、梅森兩位博士證實，「若對心臟病患者進行肌肉鍛練，就可減輕對心臟血管系統的壓力，盡早使心臟病康復」，連美國心肺復甦協會也提出「要對冠狀動脈患者（狹心症、心肌梗塞）進行肌肉鍛練」的建議。

日本著名的循環器官專科醫院——東京的神原紀念醫院也針對心臟病住院患者，在他們退院後進行為期3個月的「心臟康復訓練（rehabilitationtraining）」。

一週3次、1次約1個小時、為期3個月為原則，進行有氧運動等準備運動15分鐘，主要運動（騎腳踏車、踏步機〔treadmill〕）20至30分鐘、肌力鍛練（利用彈力繩等）10分鐘。

(3)強化骨骼

由於「骨骼會因應所承受的力量而變強壯」（Wolff定律），因此若從外部對骨骼施力，骨骼的內部會產生足以抗衡該施力的力量，並依所承受的力量比例來增加骨量。

基於這個理論，**「衰弱的肌肉會有衰弱的骨骼」**、**「強健的肌肉才有強健的骨骼」**的道理是存在的。

高齡者容易骨折的部位在於大腿脛骨、背骨、手腕、指根等，特別是大腿脛骨的骨折會導致臥床不起，之後整個身體狀況會變差，最後導致喪失生命。

因此，為了強化骨骼，有必要充分地活動、鍛練肌肉。

(4)使血液中的糖分、脂肪減少

如果做肌肉運動，體溫會上升而促進血液中的糖分與中性脂肪的燃燒，也能有效地預防、改善高血糖（糖尿病）、高血脂症。

靠肌肉運動，可增加肌肉細胞內的GLUT-4（glucosetransporter4，葡萄糖轉運子4號）的活性，促進清除血液中的糖分，進一步使血糖下降。

(5)改善憂鬱心情

「憂鬱」的人，多半在中午以前狀況不佳，過了中午多少會有改善。這是因為午後體溫、氣溫都上升的緣故。

此外，在芬蘭、瑞典、匈牙利等北中歐國家，及秋田縣、山形縣、青森縣等北日本地區，罹患「憂鬱」的人多，主要原因也是低氣溫（低體溫）和日照量不足所致。

如果做運動，不但可使體溫上升，也能促使肌肉細胞分泌睪丸激素（testosterone，男性荷爾蒙。女性也有睪丸激素，約為男性的十分之一），而能有效產生自信，預防、改善憂鬱。

美國喬治．梅森大學（GeorgeMasonUniversity）的心理學教授詹姆斯．馬達克斯（JamesMaddux）博士表示：「運動是最佳的非藥理性抗憂鬱療法，比某種藥有效。此外，也能進行抗不安治療。」紐約大學醫療中心的梅爾．西格博士也一語道破：「運動能解放肉體、消除精神的不滿。增加腦部的血流，以減輕罹患阿茲海默症的風險。」

(6)記憶力的維持與痴呆的預防

只要運動肌肉，就能促進腦中的記憶中樞——海馬迴周邊的血液運行，有效地提升記憶力與預防痴呆。

美國紐約大學的安東尼．康比得博士表示：「啞鈴等負重運動，對於記憶力的維持與恢復更有效。」

美國伊利諾大學的亞瑟．克萊曼教授則證實：「如果比較做運動與不做運動的人的大腦ＭＲＩ（核磁共振）影像，不運動的人其腦部萎縮程度比擁有走路、慢跑、打網球、游泳等有氧運動習慣的人嚴重。」

除了運動外，已知「充分咀嚼」也有助於「海馬迴」區塊的血液循環。

(7)減少腦中風機率

美國醫學雜誌《Neurology（神經學）》（2009年11月24號）曾發表過這樣的內容：慢跑、游泳、打網球等中高強度的運動會減輕腦中風的機率。

美國哥倫比亞大學紐約長老會醫院（NewYork-PresbyterianHospital）的喬斯亞・威利博士則以居住在曼哈頓、平均年齡69歲的男女3300人為對象，追蹤調查約9年期間。

這期間有238人爆發腦中風。在研究開始時，受驗者有20％進行中高強度的運動，而41％的人未做運動。

研究的結果，前者相較於後者，發生腦中風的機率降低了63％。

(8)預防大腸癌

由於運動肌肉，「食物在消化道移動時間縮短，而致癌物質與大腸的接觸時間也縮短」，所以藉由運動可降低大腸癌的發生率。

⑼能夠活得長久

堪稱為西方醫學之父的希波克拉底（Hippocrates，約西元前460年至西元前370年）早在2000年前就倡導「激烈的運動會危害心臟等種種器官，減低身體的抵抗力」之說。直到近幾年，大家還相信這個論述。

可是，進入19世紀，英國的摩根博士考察關於「激烈的運動與壽命」。他從1829年至1869年40年期間，調查了牛津大學與劍橋大學294名划船選手的壽命。

而且與英國生命表的平均壽命做比較，發表了如下的內容：「劍橋大學划船選手平均壽命多2年，而牛津大學的划船選手壽命則多7年」。如今的評論，這是篇推翻希波克拉底《激烈運動有害身體說》的論點。之後，也對美國哈佛大學與耶魯大學的划船選手進行同樣的調查，結果顯示運動選手的壽命還是比一般人長久。

下半身的肌肉尤其重要

人體中大大小小的肌肉共約有600條。

超過70%的肌肉是存在於肚臍以下，一般所說的「老化是從腳（下肢）開始」就是指下半身的肌肉衰退與老化息息相關。

人一旦過了40歲，屁股的肌肉就會下垂，大腿部分會變細，下半身變得沒有線條。我演講時，只要說到「人一旦上了年紀，就像吃了乾燥劑似地，屁股或大腿就變得皺皺的」台下總是一片笑聲。若繼續說個雙關語「乾燥劑（silicagel）（日文「尻かける（屁股沒肉）」的發音shirikakeru近似silicagel，所以是雙關語）」大家更是鬨堂大笑。也就是說，任何人一旦過了40歲，就會察覺到下半身肌肉的削減。

人體最大的肌肉就是臀大肌（gluteusmaximusmuscle），其次是大腿肌，一旦肌肉衰退，這兩個地方就會特別明顯。

如果下半身的肌力低下，無法充分承受體重的負荷，對腰部、膝蓋就會產生負擔，而誘發腰痛或膝蓋痛。雖然腰痛和膝蓋痛屬於整形外科的疾病，但也有可能是合併罹患了高血壓、心臟病、高血脂、糖尿病、癌症……因此，如前述(1)至(9)肌肉的生理效能，一旦肌肉衰退，這樣的肌肉作用的恩賜也會減少。

日常生活中判斷下半身肌力強度的方法是「步行速度」。

美國匹茲堡醫大的史蒂芬尼．史托丹斯基博士們調查500位老人的步行速度，經9年後再次調查時獲得了以下的結果：

- 步行速度緩慢的人……77％死亡
- 步行速度中等的人……50％死亡
- 步行速度快的人……27％死亡

《美國老人病學會報》（2007年11月）上曾發表過：「生病的人如果病況獲得改善、加快步行速度，反而能夠降低死亡機率。」順便提一下，一般的步行速度是秒速1公尺（1m／秒），若變成秒速0.5m／秒（即2秒只走1公尺），其死亡機率就會變2倍。

腹肌力量也攸關健康與長壽

加拿大約克大學（YorkUniversity）的研究者們以大約8000名20至69歲的人為對象，進行以下6項長達13年的追蹤調查。

①腹肌運動（仰臥起坐）
②伏地挺身
③握力
④腰部、小腿肚的肌力
⑤最大氧氣攝取量
⑥體脂肪率

這段期間，有238人死亡，但死亡率高的人有以下兩個共通點：

- 腹肌運動的成績排名後面的男女
- 在握力當中，成績排名後面四分之一的男性

漢方中也提到「腎虛」＝下半身肌力低下就是老化的開始

從以前就有「老化是從腳開始」的說法。

一旦隨著年齡出現「腰痛」、「膝蓋痛」、「腿抽筋」、「下肢浮腫」……下半身肌力低下的症狀，就表示存在於下半身的臟器（腎臟、膀胱、陰莖、攝護腺、子宮、卵巢……）的功能也低下。其結果就是容易引發「（夜間）頻尿」、「尿不乾淨」、「陽萎（Impotenz）」、「攝護腺肥大、攝護腺癌」、「生理不順」、「更年期障礙」……症狀或疾病。

由於下半身肌力與眼力或聽力是對等的，所以下半身的肌力低下多半會伴隨出現老花眼、白內障、眼睛疲勞、耳鳴、重聽等現象。

「是否能活得長久」的簡單預測法

英國醫師協會的醫學雜誌《British Medical Journal》（2010年9月號）中，刊載了倫敦大學萊雀爾．庫柏博士對5萬3476人進行「各種身體能力與死亡率」的關係調查的研究論文。

如圖4，肌力，特別是直接影響到步行速度或從椅子上站起來的時間的下半身肌力，越是衰弱的人，死亡率就越高。

由此可知，下半身肌力的強弱與死亡率有直接的關係，反過來說，也與健康及長壽有關。

圖4◎各種身體能力與死亡率

	25%排名在後的人相較於25%排名在前的人的死亡率
步行速度	2.87倍
從椅子上站起來的時間	1.96倍
握力	1.67倍

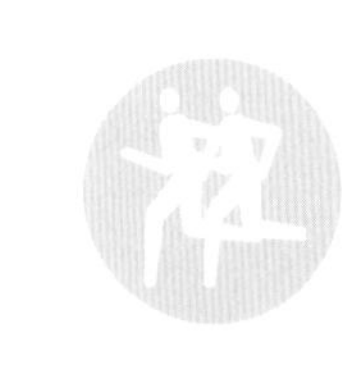

進行肌肉運動的方式

有研究發現，不定期做肌肉運動的30至40歲世代的成人，每年大約會流失277g的肌肉，而50歲世代的人則會在1年內流失約454g。（依據1994年艾班斯、奈爾遜兩位博士的研究）

相對的，如果能鍛練肌肉，即使到了90歲肌肉也會發達。

由於人體全身的肌肉有70％存在於下半身，所以做下半身運動會比做上半身運動更能提升肌肉運動的效果。

立刻就能做的肌肉運動①走路

不論何時何地，任何人都能做的最基本運動就是走路。走路除了有上述的肌肉運動效能外，還能達到以下列舉的效能。

①消除壓力

一走路，腦部就會出現α波（放鬆或瞑想時出現的腦波）。由於也會從腦細胞分泌血清素（serotonin）、β腦內啡（β-endorphin）等帶來快感的荷爾蒙，所以能有效預防・改善自律神經失調症、神經衰弱症（neurosis）、憂鬱症等。

②強化肺部功能

由於走路時多半會深呼吸，又會從呼氣中排出有害物質，所以能有效預防感冒、氣管發炎、肺癌……

③刺激腳底的「穴位」，強化內臟功能

腳底有對應胃腸、肺、心臟、腎臟、肝臟、生殖器官、腦部、眼睛、耳朵……的「穴位」。藉由走路來刺激這些穴位，活絡各臟器的作用。

作法

走路時要將背脊伸直、臀部繃緊，眼睛直視前方。理想的姿勢是腳尖朝行進方向，腳跟先著地，但以自己最容易走的方式來走，才能走得久。

圖5◎立刻就能做的肌肉運動①走路

眼睛直視前方
手肘微彎曲
背脊伸直
手輕輕握拳
臀部繃緊
腳尖朝行進的方向
腳跟先著地

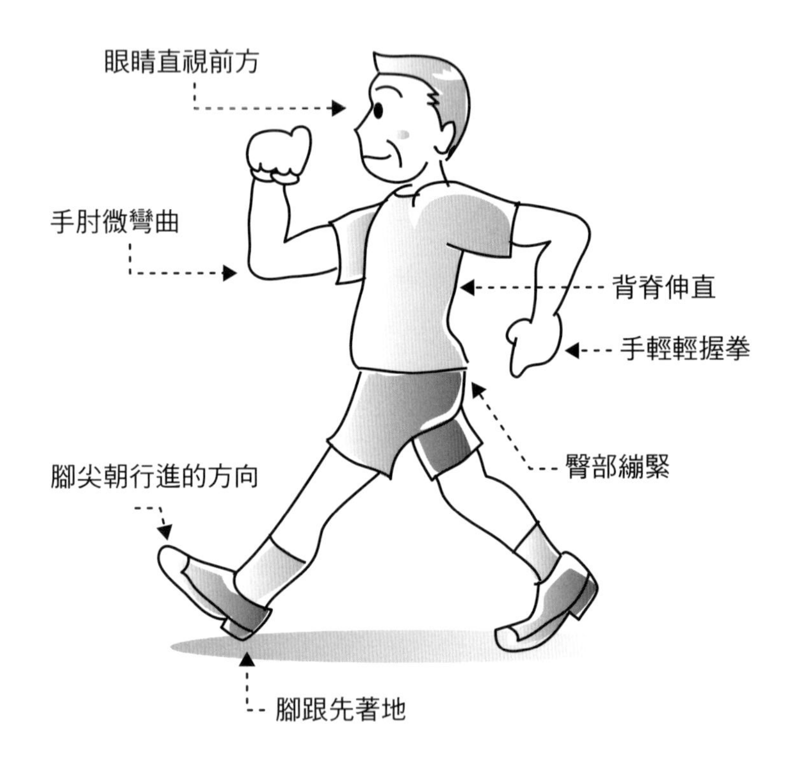

年齡	分速（1分鐘走路的距離）	1天走路步數的目標
70歲世代	60m	6000步
60歲世代	70m	7000步
50歲世代	75m	8000步
40歲世代	80m	9000步
30歲世代	85m	10000步

平均的步行速度是1分鐘80公尺，但依年齡會有些許的不同。

由於步幅是（身高）－（100）cm，所以身高160cm的人的步幅約60cm。如果走1萬步，就變成60cm×1萬步＝6km。

那麼，走路時最推薦的必備品就是「計步器」。

加拿大的大學研究者曾做過這樣的實驗：「召集106位討厭運動的人，給他們計步器，只要他們在12週期間將計步器帶在身上，記錄每天的走路步數。」

據說，這106位受驗者一開始根本沒意願走路、做運動，但只是將計步器掛在身上，他們走路的步數就從以往的1天平均「7029步」增加到「1萬480步」。

藉由每天增加約4300步，3個月下來，這些受驗者就獲得了以下的好結果：平均體重減輕1.5kg，腰圍減少1cm、1分鐘的心跳數減少4下（顯示心臟的功能變強了）。

因此，只是帶著計步器走路，就可以有效改善新陳代謝症候群（metabolicsyndrome）。

立刻就能做的肌肉運動②深蹲（squat）

沒走路場地或時間的人，或沒做運動的日子，建議練習深蹲。順便一提，深蹲（squat）原本就是「蹲下」的意思。

深蹲幾乎可以對存在人體肌肉70％以上的下半身肌肉給予刺激。

作法

①兩腳張開、比肩膀稍寬站立，雙手交握放在頭部後面。
②背脊伸直、擴胸，屁股往後翹，一邊吸氣一邊曲膝蹲下。
③一邊吐氣一邊慢慢將膝蓋伸直站起來。

慢慢做這動作5至10次（1回合），大約休息數秒至數十秒，調整混亂的氣息，再重覆同樣的動作，全部進行5回合。

當肌力漸漸變強壯、覺得可以繼續再做時，1回合的次數改為10至20次，回合數也最好增加到10至20回合。

圖6◎立刻就能做的肌肉運動②深蹲

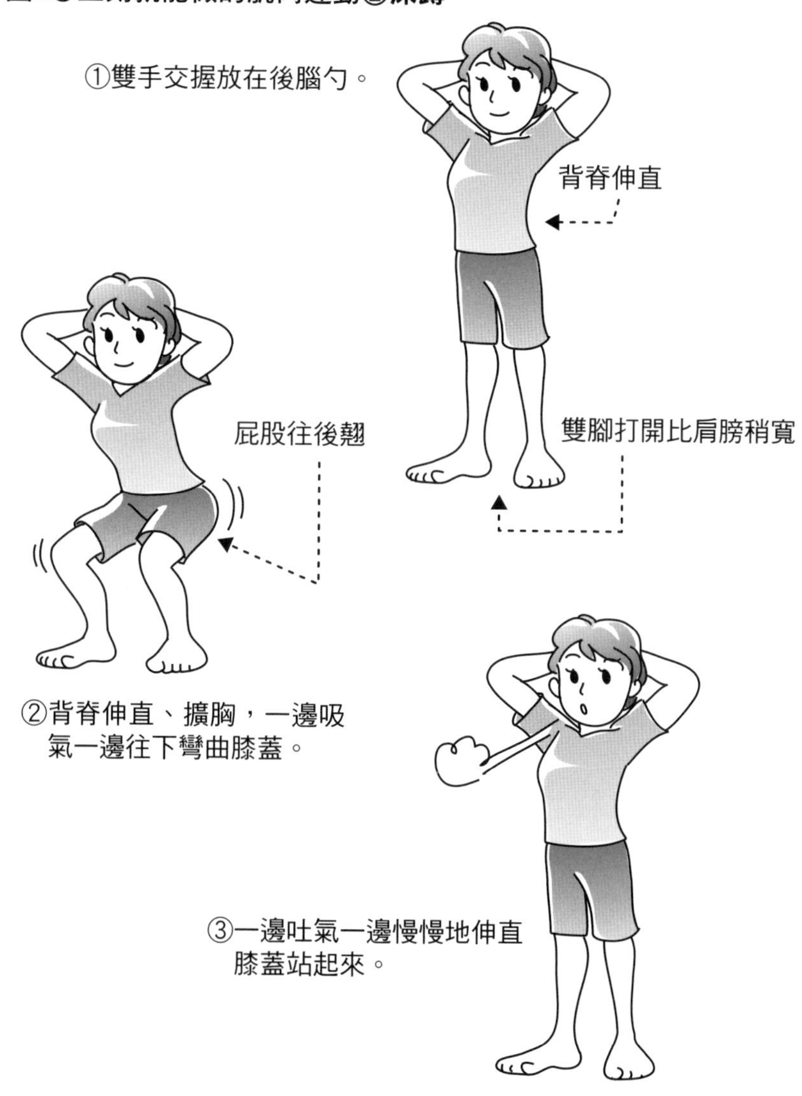

慢慢進行①至③，5至10次，中間約休息數秒到數十秒後，反覆進行5回合。

立刻就能做的肌肉運動③抬腿運動

無法做深蹲運動、下半身肌力衰弱的人，或做深蹲運動時，膝蓋、腰部、雙腿肌肉會痛的人，就改做「抬腿運動」。這是對膝蓋不會造成負擔的運動，而且也算是腹肌運動。

作法

①雙腳併攏、筆直站立（也可單手扶在牆壁或桌上、輕輕地支撐著身體）。

②將單側的大腿往上抬舉，再換邊抬舉另一側的大腿。

一開始是1回合做10次、從5至10回合開始，當肌力漸漸變強壯時，再將目標定為1回合做10至20次，共做10至20回合。

圖7◎立刻就能做的肌肉運動③抬腿運動

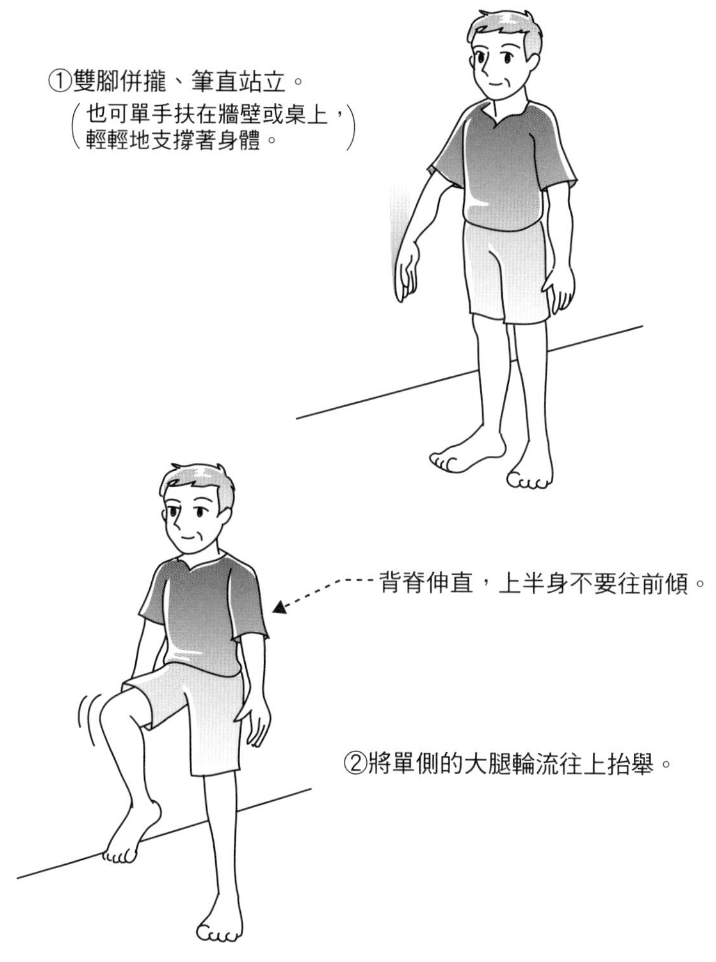

①至②做10次，反覆做5至10回合。

鍛練上半身會更加提高效果

雖說下半身的肌肉占全身肌肉的70％以上，但若一起做上半身的運動，心情會更好，也能更提高健康效果。

立刻就能做的肌肉運動④伏地挺身

以做「伏地挺身」運動，刺激且鍛練上半身大部分的肌肉。

作法

①雙臂張開與肩同寬，手掌撐在地板上，手肘伸直、背脊挺直。
②手臂兩側夾緊，手肘彎曲呈90度，再恢復成原來的姿勢。

圖8◎立刻就能做的肌肉運動④伏地挺身

①雙臂打開與肩同寬，
伸直背脊。
彎曲呈90度
②手臂兩側夾緊，手肘彎曲呈90度。

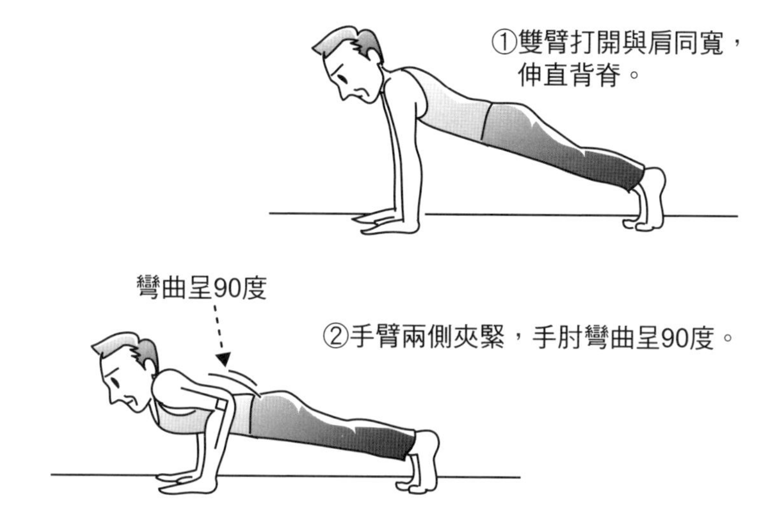

不能做的人……**改做伏牆挺身**

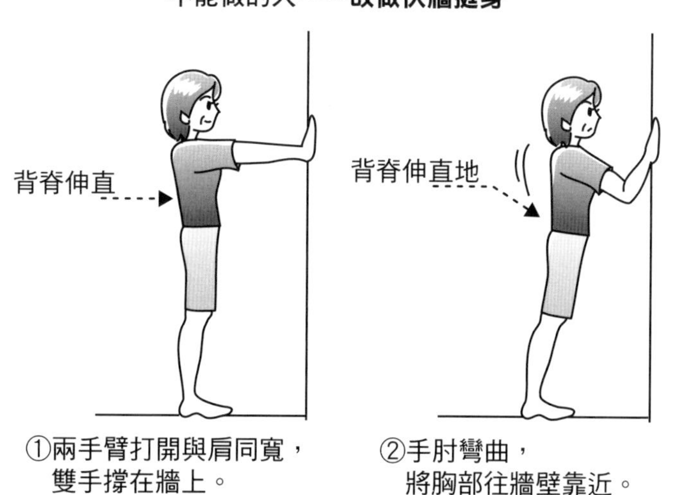

①兩手臂打開與肩同寬，
雙手撐在牆上。

②手肘彎曲，
將胸部往牆壁靠近。

①至②做5至10次，反覆做5回合。

做5至10次為1回合，從做5回合前後開始，當肌肉漸漸變強壯後，將次數增加到10至20次，回合數則增加到5至10回合。

儘管如此，很多人幾乎都無法做「伏地挺身」。特別是女性更是如此。沒辦法做的人就將手撐在牆壁上做「伏牆挺身」，從同樣的次數、回合數做起，隨著肌力的增強，再增加次數、回合數即可。

「伏牆挺身」的作法

①雙臂張開與肩同寬，手掌撐在牆壁上，手肘伸直、背脊挺直。
②手臂兩側夾緊，手肘彎曲，將胸部往牆壁靠近，再恢復成原來的姿勢。

立刻就能做的肌肉運動⑤萬歲運動

肩膀、手肘、手腕的肌肉會痛而無法做「伏牆挺身」的人，就做「萬歲運動」即可。

圖9◎立刻就能做的肌肉運動⑤萬歲運動

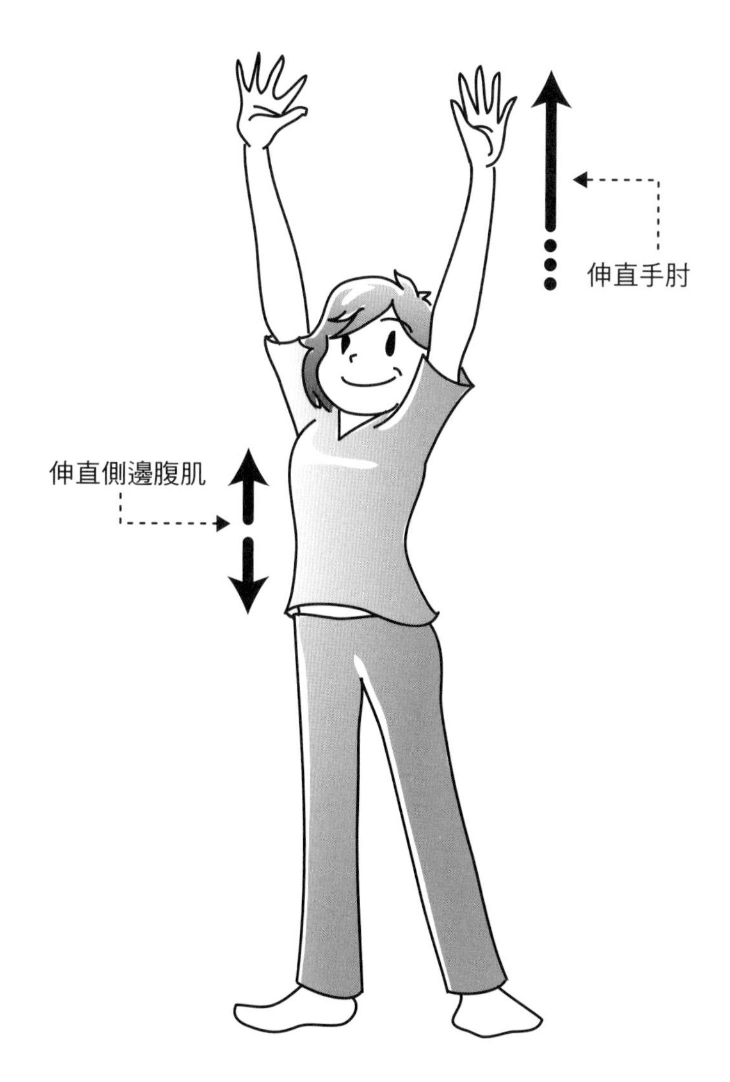

做10次為1回合，反覆做5回合

「萬歲運動」具有擴張胸部、解除經常被重力往下壓的上半身肌肉的應力作用，所以做了心情會相當好。

作法

雙腳打開與肩同寬、站立，雙手慢慢往上舉起，伸直手肘與側邊腹肌，做出「萬歲」的姿勢。

做10次為1回合，從5回合做起，當肌肉變強壯時，再增加次數或回合數即可。

立刻就能做的肌肉運動⑥曲膝腹肌運動

腹部存在著很多重要器官，但由於沒有骨頭，所以靠縱向的腹直肌、橫向的腹橫肌，及斜向的腹斜肌三層肌肉，穩固地保護內臟。

因此，藉由鍛練足夠的腹肌，可促進肝臟、腎臟等產熱量多的內臟的血液循環，結果就能使基礎代謝率更加提升。

診斷「新陳代謝症候群」的第一基準就是「腹圍」，為了掩護（cover）腹肌的衰退，腹壁內外的脂肪會增加，其結果就是腰圍增大。

因此，鍛練腹肌對預防、改善「新陳代謝症候群」而言相當重要。

以繩子等固定腳踝，挺起上半身、再恢復原狀的「腹肌運動」，只有運動選手或腹肌相當發達的人才能做。

因此，若是仰躺著、將雙膝往胸部方向彎曲靠近，然後將兩膝伸直，再恢復到原來位置的「曲膝腹肌運動」，應該任何人都能做到。

作法

①雙腿下肢併攏，仰躺著。

②一邊彎曲雙方的膝蓋一邊朝胸部靠近，之後，再將膝蓋伸直，恢復成原來的姿勢。

做5至10次為1回合，中途休息一下，從約5回合做起，當肌肉漸漸變強壯時，再增加次數與回合數即可。

圖10◎立刻就能做的肌肉運動⑥曲膝腹肌運動

①仰躺，伸直腿下肢。

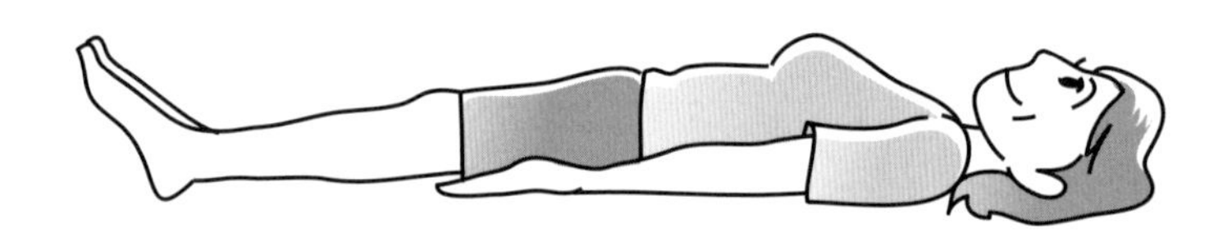

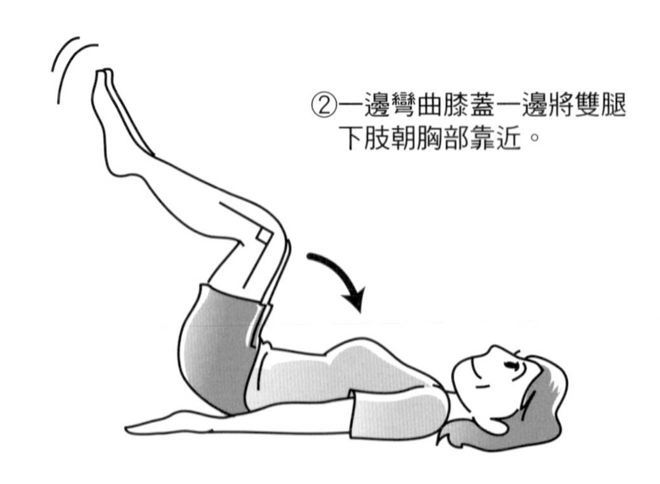

②一邊彎曲膝蓋一邊將雙腿下肢朝胸部靠近。

①至②做5至10次，反覆做5回合。

運動以從上半身做到下半身為原則，如果是從下半身做到上半身，就容易堆積疲勞。

理想的順序是④→⑤→⑥→③→②。在手腕、下肢、腰部任何地方有疼痛的人也可以改為⑤→⑥→③。

總之，「持續下去就是力量」。最重要的是持續力。

只要做肌肉運動，運動後仍能持續促進肌肉細胞的代謝活性長達12到72小時，因此，做些「稍微吃力」的運動，即使一週做2至3次也能充分獲得肌肉運動的效果。

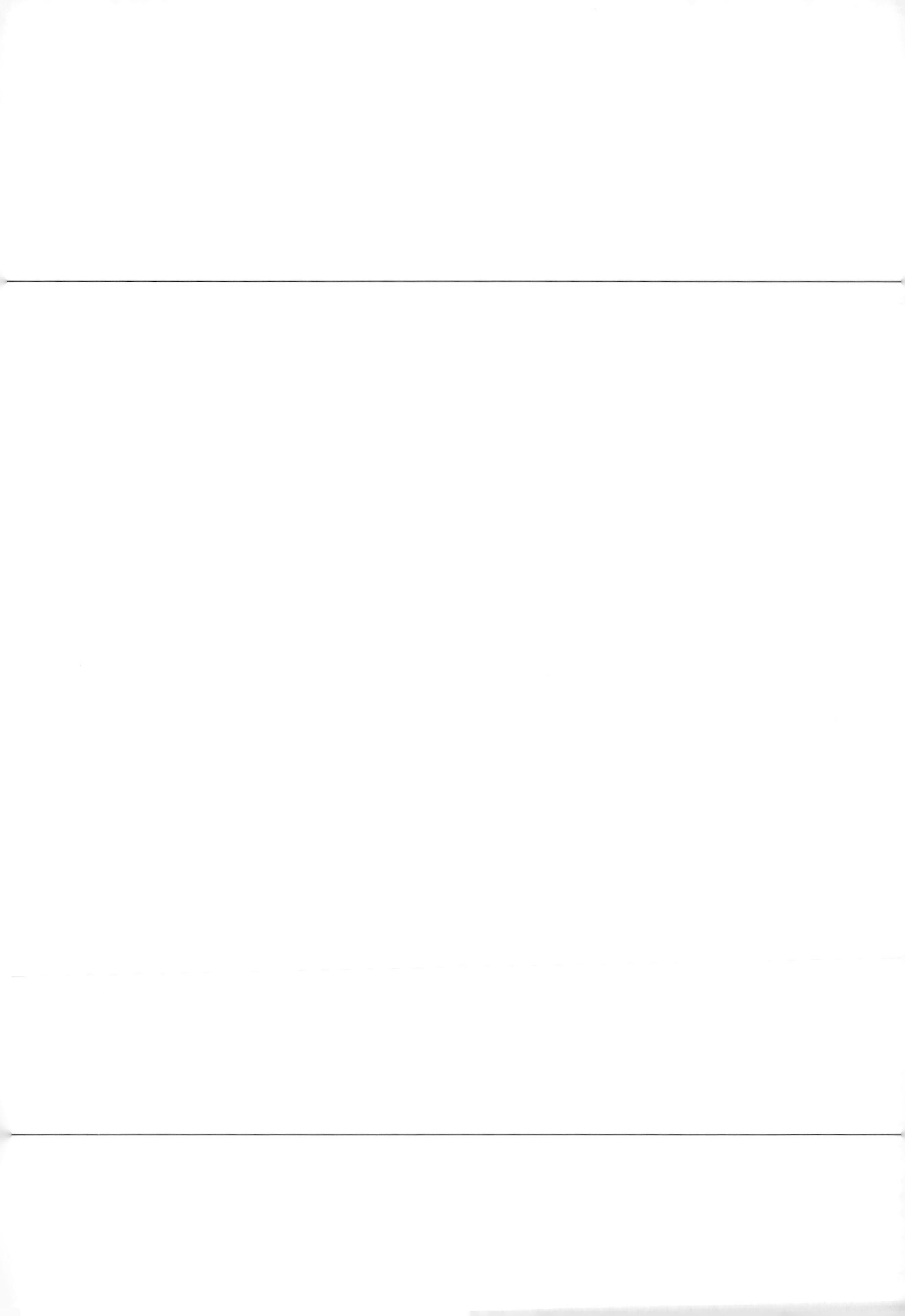

第3章

活到100歲的第2個習慣①

——預防老化的食物

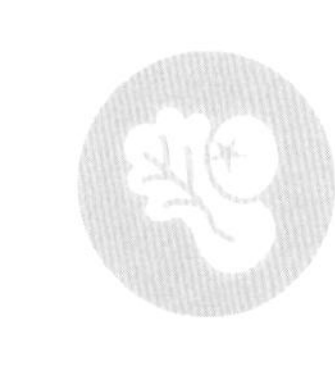

攝取蔬菜、水果、茶等抗氧化力強的食物

西方醫學的「萬病一元說」是指氧化力強的活性氧會傷害遺傳因子或細胞膜，使脂質氧化，產生過氧化脂質，而導致癌症、動脈硬化、炎症等疾病。因此，**蔬菜、水果、茶等所含的抗氧化物質能有效預防這類疾病，而與健康長壽有關。**

一提到蔬菜和水果，一般都認為這些是富含維生素、礦物質的食物，因此多攝取蔬果，就能改善因營養素攝取不足所導致的疾病或身體不適。

當然，蔬果有這方面的好處，但除了維生素、礦物質之外，蔬果植物中還存在各種成分。「植物所產生的非營養成分」，被統稱為植物生化素（Phytochemical, Phyto=植物的，chemical=化學成分，也簡稱植生素）。其中的代表就是多酚（polyphenol）。植物的葉子、莖、樹皮、花、果皮、種子裡都含有多酚，是植物製造出來的色素與防禦成分的總稱。

多酚中的類黃酮（flavonoids）與花青素（anthocyanin）是色素成分，類黃酮為「黃至橙」，花青素則是「藍至紅」。葡萄、紅酒、藍莓、草莓等都含有這類色素。

茶當中所含的兒茶素（catechin）是無色的，但一經加熱或氧化後就會轉變為苦澀的丹寧酸（tannin），顏色則變為褐色。

去除蘋果、桃子、香蕉等外皮後果肉會變色，就是因為兒茶素的氧化。兒茶素具有保護葉子、未成熟果實被蟲子、小鳥等小動物吃掉的作用。另外，與多酚具有不同化學構造的是類胡蘿蔔素（carotinoid）。胡蘿蔔的胡蘿蔔素（carotene）、番茄的茄紅素（lycopene）等都屬於類胡蘿蔔素，可視為植物生化素之一。

植物從生長到凋零都固定在同一場所，所以會完全曝露在蟲害、有害物質及紫外線下，受到攻擊也無法逃避、躲藏。因此，**必須具備解毒、去除進入體內的有害物質的能力**。而扮演此一要角的，就是這種靠多酚所產生的抗氧化（去除活性氧）作用。

多酚即使進入人體，也能同樣地發揮抗氧化作用，可將人體內的有害物質分解、排出體外。芹菜、茄子中所含的芹菜苷（apiin），蕎麥麵、無花果、葡萄柚中的芸香素（rutin），高麗菜所含的「MMSC」等類黃酮，已知可提高白血球的作用，促進TNF（腫瘤壞死因子）等細胞激素（cytokine，白血球生理活性物質）的分泌，進而提升免疫力。

多酚共多達3000種以上，正因為如此，才能成為具3000年歷史的漢方藥、西方香草、日本民間療法等的主要成分。

蔬菜、水果、豆類、根莖類、穀物等的「藥效」，大部分都要仰賴這種多酚的力量。

希望大家能積極地攝取這些積存很多功效且可幫助我們健康活到100歲的食物。

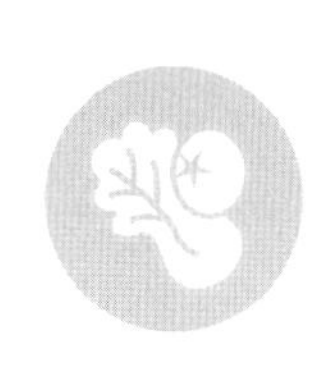

根莖類是防止老化的「長壽蔬菜」

前面已描述，由於「老化是從腳開始」，所以，鍛鍊下半身的肌力對於預防老化、恢復青春、有益長壽非常重要。

漢方中有所謂「以形補形」這種意味深遠的理論。乍看之下，這理論好像很單純，其實富含真理。

「以形補形」，簡單地說就是「形狀相似的東西，具有相似的作用」。

舉例來說，飛機就打造成類似鳥的外形，船則打造成類似魚的外形。

因此，**要強化隨著年齡增長而日漸衰弱的下半身，最好多吃根莖類食物。**

針對足腰的虛冷、浮腫、發麻、夜間頻尿、陽萎、老花眼、白內障、耳鳴、重聽（眼睛與耳朵的虛弱與下半身的虛弱呈正比）等老化症狀，最常用的漢方藥就是「八味地黃丸」。

「八味地黃丸」是由8種生藥製成的，其中的五種都取自植物的根部（山藥、附子＝烏頭〔學名：Aconitum〕、地黃的根、牡丹的根皮、澤瀉〔學名：

Alismaorientale」的根莖）。

這是應用以形補形的理論所完成的藥方。很久以前，民間就有「胡蘿蔔2小時、牛蒡5小時、山藥立即」的說法。俗語中將陰莖隱喻為男性的第三隻腳，若藉由根莖類食物強化其他兩隻腳，其就會變得很強健。

一般對於「人生是什麼」的提問，答案會因人而異，無法一言以蔽之。但唯有「肩負著延續下一代的職責」這點，任何人都無法否認。

因此，生殖力（性能力）是必要的，而從這衍生出來的就是生殖力＝生命力。由此可知，「生殖力」相當於「勃起力」的低下，就成為「老化」的指標。

接下來，就來介紹含有豐富營養的根莖類食物！

胡蘿蔔

原產於地中海沿岸到中亞一帶的繖形科（Apiaceae）植物。學名「DaucuscarotaL」的「Daucus」是源自於希臘語的「daukos」（加溫）。

就漢方「以形補形」的理論來看，外觀呈紅、橙暖色調的胡蘿蔔，可以溫暖身體，防止紅血球隨年齡減少而產生貧血的問題。由於呈現「紅色」，所以有助於增加紅色的「紅血球」。

因此，我們很容易聯想，具有去除「萬病之素」的活性氧、增強免疫力、預防各種感染症或癌症作用的β-胡蘿蔔素等胡蘿蔔素（carotene）的語源，就是carrot（胡蘿蔔）。

胡蘿蔔素（維生素A的前驅物）也對回復視力、皮膚病或皮膚乾燥有效。胡蘿蔔所含的硫（sulfur）、磷（phosphorus）、鈣等礦物質，可以淨化胃腸、肝臟，強化骨骼及牙齒。

此外，其所含的「丁二酸甲鹽（Succinicacidpotassiumsalt）」成分，則具有降血壓及排出體內有害物質水銀（汞）的作用。

1982年，美國科學家阿卡迪米，發表了胡蘿蔔是具防癌功效的代表食物。

1897年設立、位於瑞士蘇黎世的本納醫院，是一家以食療法為主的醫院。這家醫院對於來自世界各地、患有各種疑難雜症的患者只施以食療。每天早餐一定會提供以2根胡蘿蔔和1顆蘋果調製的果汁（並非以食物調理機打成）。詢問當時的院長L・布拉修博士：「為何胡蘿蔔蘋果汁具有這樣治療疾病的效果？」他的回答是：「因為胡蘿蔔、蘋果含有大部分人體所需的維生素（約30種）和礦物質（約100種）。」

此外，位於墨西哥提華納（Tijuana）的戴爾森醫院（由美國醫生經營管理）也是以自然療法治療來自美國及全世界的癌症患者。該醫院從早上8點至晚上8點的12個小時期間，每1小時讓患者飲用1杯胡蘿蔔蘋果汁，一共喝13杯來做治療。

位於英國布里斯托（Bristol）的布里斯托癌症康復中心，對癌症的主要療法是「瞑想」，但飲食上也提供胡蘿蔔蘋果汁。

針對現代日本占死亡原因第一位的「癌症」（每年有35萬以上的人死於癌症），胡蘿蔔確實具有預防與改善的威力。儘管美國的著名醫學專家呼籲，最好的癌症預防法是「Stay young（保持年輕）」，但不妨將胡蘿蔔的抗癌效果，想成是伴隨「預防老化．恢復年輕」的作用而來。

自1979年參訪本納醫院之後，我持續30年以上，每天早上都用2根胡蘿蔔和1顆蘋果製作的果汁取代早餐。如今已63歲的我，在過去33年從來沒生過病，也不曾服用過藥物的狀況下，健康地度過每一天。

因此，為了增進健康、預防老化，我想向各位閱讀本書的讀者推薦養成喝胡蘿蔔蘋果汁的習慣。

牛蒡

牛蒡是原產於歐洲到亞洲熱帶地區的菊科越年生草本植物。

雖然主要成分是碳水化合物，但其中的纖維素（cellulose）與木質素（lignin）等碳水化合物（食物纖維）可刺激腸道蠕動，對通便及促進腸內好菌發育有幫助。

其結果，可將積存在腸內的膽固醇、中性脂肪、糖分、致癌物質、食品添加物等剩餘、有害物質一起排除，並有助於高血脂、糖尿病、大腸癌等的預防與改善。特別是木質素，已知它有很好的大腸癌預防效果。《本朝食鑑》（1697年）中有記載：「牛蒡是男性的強精劑……」，但已知其所含成分精胺酸（arginine）不只有益男性生殖器官，也有助於女性子宮、卵巢的機能。

此外，牛蒡所含的菊糖（inulin）（碳水化合物）則具有提高腎臟功能，促進排尿的作用。

由於牛蒡中還含有丹寧酸，能發揮消炎、收斂的功效，所以對皮膚病、潰瘍、燙傷都有效果。

牛蒡也有很好的發汗和解毒作用，所以除了青春痘、疹子之外，還能幫助血液淨化。

山藥

山藥為日本、台灣野生的薯蕷科多年生纏繞草本植物。

由於山藥含有豐富的澱粉酵素（diastase）、過氧化氫酶（catalase）、葡萄糖酶（glucosidase）等各種酵素，所以多吃一點「山藥泥飯」、「山藥泥蕎麥麵」，胃立刻就會很舒服。

從以前，山藥、芋頭、鰻魚、泥鰍、納豆、秋葵……這類黏糊、滑溜的食物就被視為補充精力的來源，而其中的黏液質（mucin）即是造成黏糊、滑溜感的主要成分，有助於蛋白質的吸收，並發揮滋養強壯的效果。

江戶時代的《和歌食物本草》中已有記載：「時常吃些研磨成泥的食物，就會達到藥補脾臟（胃）的氣虛」。《神農本草經》中也提到，山藥是「補虛弱體質、防止早逝。有益胃腸，耐暑寒、也增強耳力、眼力，而得以長壽」。

漢方中也用山藥來強化胃腸、腎臟的功能，認為它具有「促進消化、改善盜汗、下痢、頻尿、帶下、腹痛、咳嗽、糖尿（病）……」的功效。

之前也描述過，漢方藥「八味地黃丸」的主要成分就是山藥，所以八味地黃丸是針對「足腰虛冷、浮腫、疼痛、頻尿、老花眼、白內障、陽萎、乾燥肌膚（皮膚騷癢）、骨質疏鬆……」等因老化而引發的症狀與疾病的妙藥。

此外，「山藥固醇（diosgenin）」是山藥產生黏性的另一種成分，如今已證明此成分具有降低血糖的作用。

生薑

生薑原產於印度，學名為「Zingiber officinale」。「Zingiber」源自梵語中的「sringavera」，即「角狀」的意思。「officinale」則有「藥用的」、「藥效的」意思。

生薑在中國，自古以來就是很貴重的食物，西元前500年就已廣為食用。據說，連孔子都有「飲食時必定和生薑一起食用」的習慣。西元前2世紀，由古代的阿拉伯人從印度經海路將生薑傳到古希臘、羅馬。

大約2000年前，在漢方經典著作《傷寒論》中，就提到：「生薑能刺激體內所有臟器，使之活性化，溫暖身體。調節代謝，排除體內多餘的體液（水毒）、驅風邪（排出邪氣）、幫助消化。有助於防止心窩處的脹滿……」而明代的藥學書《本草綱目》中也記載：「薑禦百邪（各種疾病）」。

因此，中醫所使用的約150種漢方藥材中，約有7成的藥方使用生薑。印度醫學《阿育吠陀》（Ayurvedic）」中也記載：「生薑是神賜的治療聖物。」而伊斯蘭聖典《可蘭經》中則指出，生薑是「來自天上的神聖烈酒（Spirits）」。此外，在《一千零一夜》中，生薑則以「媚藥」方式出現。

如果查英語字典中「生薑」（ginger）的字意則有：

（名詞）①生薑

②精神、氣概、軒昂、心志堅定

There is no ginger inhim（他沒有氣概。）

（動詞）①以生薑調味。

②使有活力，鼓舞。

由此可知，英國人也很清楚生薑的功效。

引領歐洲醫學超過１０００年以上的義大利沙列諾大學（University of Salerno）醫學院則表示：「老人更需要食用生薑。如此就可以和年輕時一樣，能愛人和被愛，過著幸福的生活。」鼓勵將生薑當作年長者的強壯、強精劑。

據說，生薑是在大約3世紀，經由吳國（中國）和稻米一起傳到日本的，但在《魏誌倭人傳》（3世紀後半）中卻寫道：「不清楚生薑、蘘荷的利用方法……」。不過，到了平安時代，日本開始投入生薑的栽培。日本最古老醫學書《醫心方》（984年左右）中就有「平安貴族們認可生薑的藥效，拿來當風邪藥使用」的記載。

●生薑含有的成分

100g生薑中，水分=91.9g蛋白質=0.9g脂質=0.1g食物纖維=2.5g礦物質=0.8g維生素=少量（A=1gu、B1=0.03mg、B2=0.03mg、C=2mg……）。除了含有大量具助性作用的礦物質鋅（zinc）外，在西方營養學上並不是營養價值高的蔬菜。

不過，生薑含有約400種的植物生化素，包括薑酮（zingerone）、薑酚（gingerol）、薑烯酚（shogaol）等辛辣成分，及薑烯（zingiberene）、薑黃素

（curcumin）、蒎烯（pinene）等芳香成分，其綜合作用孕育出以下各種「生薑」的藥效。不過，還是以辛辣成分為主。

●〈生薑的藥效〉

(1)溫暖身體作用

使血管擴張、血流暢通，還可刺激腎上腺髓質（adrenalmedulla）來促進腎上腺素（adrenalin）分泌，使身體溫暖。

(2)提升免疫力作用

使嗜中性粒細胞（白血球）的數量增加，促進此一作用，使免疫力增強。

(3)具抗菌、抗病毒、抗真菌、抗寄生蟲作用

壽司屋提供的酸薑，就有預防食物中毒的作用。

(4)抗癌作用

歐美學者曾發表無數篇關於生薑對抗癌劑副作用之一的噁心、嘔吐有卓越效果的論文，而美國明尼蘇達大學的安・柏特和季根・湯兩位博士，更提出生薑能有效預防大腸癌的實驗報告。同一所大學，也發表了生薑對卵巢癌具防治功效的研究報告。

一般認為，這是生薑溫暖身體、抗氧化、增加白血球（促進免疫力）作用交相影響下所發揮的種種抗癌效果。

(5)發汗・解熱作用

(6)去痰・鎮咳作用

(7)鎮痛・消炎作用

與阿斯匹靈、消炎痛（indomethacin）等具有差不多同樣的效果。

(8)血液凝固的抑制作用＝抗血栓（心肌梗塞、腦中風）

(9)強心作用

作用酷似代表性的強心劑「毛地黃（Digitalis）」。

(10)具健胃作用・促進消化・吸收

所含的成分生薑蛋白酶（Zingibain），具有強大的蛋白質消化作用。

(11)抗潰瘍作用
(12)鎮吐（消除噁心）作用
(13)防「暈眩」作用
(14)降低血中膽固醇作用
(15)改善生殖機能作用
　使精子運動率提升，改善女性的生理不順
(16)可促進腦部的血流，具「抗憂鬱」作用……
　作用非常廣泛。

將生薑磨碎，裝入保存容器中放在冰箱中保存（約可保存3天）。在茶、紅茶、味噌湯、納豆、涼拌豆腐、煮物……當中加入自己覺得「美味」的分量，即可盡情享受食用生薑的健康生活。

在近20年接受雜誌採訪時，我一直主張「薑對促進健康具有強大的效果」，並特別推薦：在熱紅茶中加入適量（覺得美味的分量）磨碎的生薑與黑糖（或蜂蜜）做成的薑茶，當作健康飲料。

而且，透過許多盡情享受生薑飲食、過著健康生活的人們，我獲知以下令人欣慰的訊息：「治好頑固的便祕」、「尿液的排出變順暢，消除浮腫」、「改善了生理痛與經期不順」、「血壓降低了」、「喘氣減緩了」、「半年內瘦了10kg」、「憂鬱獲得改善」……所以請大家務必試試看。

大蒜、蔥、洋蔥、青蔥、韭菜

這幾種蔬菜都被列為「百合科蔥屬（Allium）」，富含獨特的刺鼻成分＝硫化烯丙基（allylsulfide）、槲皮素（Quercetin）、B_1・B_2・C等維生素、離子（ion）、磷、鈣、錳等礦物質，因此具有以下的功效。

1. 殺菌作用。
2. 驅蟲作用（特別是蛔蟲）。
3. 整腸作用。
4. 抗糖尿病（含有glucoquinine成分）。

5. 發汗及利尿作用。
6. 促進血液循環作用。
7. 尼古丁（nicotine）、重金屬（水銀、鎘〔cadmium〕等）、公害汙染物質的解毒。
8. 降壓作用。
9. 降低膽固醇作用。
10. 強肝作用。
11. 老化的預防。
12. 冠狀動脈血管擴張作用（預防狹心症、心肌梗塞）。
13. 滋養．強壯．增強精力作用。

以上就是能增進健康長壽，希望大家一定要多食用的「根葉」類蔬菜。

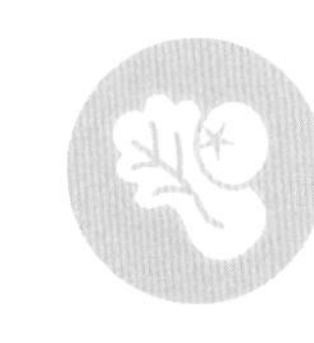

可維持健康長壽的重要食物

從近藤正二教授的研究可知，除了蔬菜之外，**對日本人的健康及長壽最重要的食物就是海藻、大豆及大豆所製的食品（豆腐、味噌、納豆等）、芝麻、魚與貝類、茶等。**

除了豆腐之外，味噌、納豆、醬油等發酵食品，和高加索地區長壽者們多食用的優格一樣，都具有培養腸內好菌及提高各種維生合成與免疫力的作用。就這層意義來看，也不可忘了梅乾與漬物。

接下來就依序說明這些食物的效用。

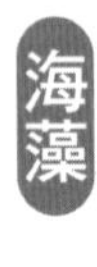

海藻

經常食用海藻的地方，長壽者很多。日本人從石器時代開始就已食用海藻。甚至在《萬葉集》中也經常出現描述「燃燒海藻製鹽」的煙的篇幅。

海藻可大致區分為褐藻（昆布、海帶芽、羊栖菜、海蘊）、紅藻（乾紫菜

〔Porphyratenera〕、石花菜〔Gelidiaceae〕）與綠藻（青海苔）三大類，海帶芽、昆布、海苔三種則占日本所有海藻生產量的90％。

海藻的英文是seaweed（海裡的雜草），最近才被升格稱為sea vegetable（海裡的蔬菜）。不過，就綜合性營養價值及對健康的功效來看，海藻還比蔬菜更勝一籌。

海藻平均含有約10％的蛋白質，但海苔則含有近40％的蛋白質。

海藻美味的基礎——胺基酸，已知有麩胺酸（glutamicacid）（昆布、乾紫菜）、天冬胺酸（asparticacid）（昆布、乾紫菜）、丙胺酸（alanine）（海帶芽、乾紫菜）、甘胺酸（glycine）（海帶芽）。而昆布中所含的層黏連蛋白（laminin）具有降血壓作用。

海苔中含有游離胺基酸，所以能發揮降血壓、強心、強肝、抗血栓、抗膽固醇等作用。

海藻的脂質為2％至4％，雖然有點少，但是由EPA（eicosapentaenoicacid，二十碳五烯酸）等高度不飽和脂肪酸所構成，所以有降血壓、降低膽固醇、抗血糖等效能。

碳水化合物約含50％，大部分都是非消化性食物纖維，除了整腸作用之外，還可將積存在腸內的膽固醇、脂肪、糖分、鹽分、致癌物質等隨著大便排洩出去。

褐藻類（昆布、海帶芽、羊栖菜、海蘊）中所含的褐藻糖膠（fucoidan）除了能抗血栓外，還具有提高免疫力、抑制癌症的作用。

將海帶芽、昆布、海苔浸泡在水中會泡出黏液，這是多醣類的海藻酸（alginicacid）作用，具有降低膽固醇、降血壓、排洩鹽分或食物添加物的作用。

海藻維生素類A、B（B_1・B_2・B_6）、C、E等的含量比蔬菜多很多，特別是海苔中還含有陸上植物幾乎不存在的維生素B_{12}（不足時會導致惡性貧血、神經障礙）。

特別值得一提，海藻所含的礦物質中，碘的含量非常多。碘是甲狀腺荷爾蒙的原料，有助提高新陳代謝、維持年輕與美肌、健康。此外，海藻中含有人體必須的礦物質約１００種，如鈉、鉀、鈣、鋅、鐵、錳、鎂等。

而海帶芽中含量豐富的葉綠素（chlorophyll）則有預防口臭、降低膽固醇、抗癌的作用。

海蘊中所含的硒（selenium）也被證實具強力的抗癌效果。

由此可知，孕育出地球生命的海中蔬菜——海藻，對生命、健康所貢獻的力量是相當大的。

大豆．大豆製品

大豆是中國北部原產的1年生草本植物，在繩文時代傳入日本。明治6年（1873年）維也納博覽會中，日本展出的大豆製品獲得德國科學家的讚賞，因其營養豐富而被稱為「田中的肉」。

事實上，大豆含有和牛肉相同、充分均衡的必須胺基酸，脂質則和肉相反，含有可使血中膽固醇下降的亞麻油酸（linoleicacid）、油酸（oleicacid），也富含B_1．B_2．B_6、E、K等維生素、鈣及食物纖維。

此外，大豆也含有充分可促進利尿、防止高血脂症、預防老化的皂素（saponin），有益於大腦活動的卵磷脂（lecithin）等增進健康的成分。

大豆還含有最近成為話題的大豆異黃酮（isoflavone）（一種多酚〔polyphenol〕），能發揮酷似女性荷爾蒙作用，對乳癌、子宮頸癌的預防及骨質疏鬆症的改善有效。

由於白米中幾乎不含有構成大豆蛋白質的離胺酸（lysine）、油酸等必須胺基酸，所以白飯搭配味噌湯、納豆、豆腐、醬油等食用，就營養學而言是最佳的組合。

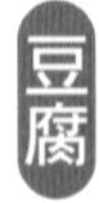

豆腐

豆腐是由遣唐僧們傳入日本的，一開始是當作寺廟的精進料理（不使用魚肉，以蔬菜、豆腐為主的料理，藉以闡揚禪宗的精進精神。），普及成為一般庶民的食物是在江戶時代以後。

將大豆泡水一天一夜，經磨碎後煮成糊狀，再過濾做出豆腐乳，然後加入鹽鹵（氯化鎂或硫酸鈣），使蛋白質與脂肪一起沉澱．凝固，裝入方木箱中成形，就能做出豆腐。

豆腐是營養非常均衡的健康食品，含有非常優良的植物性蛋白質，及可防止高血脂症的亞麻油酸、次亞麻油酸（linolenicacid）等不飽和脂肪酸，有助於大腦活動的大豆卵磷脂、鈣、鉀、鋅、鐵等礦物質、維生素B_1、B_2、E等。

而且，豆腐的吸收消化率幾乎是百分之百，所以對胃腸病患者和小孩、老年人是特別好的營養補助食品。

昔日高僧中有很多只吃素食料理而得以長壽的人，可能就是拜豆腐的營養價值所賜。

《本草綱目》中有一段記載：「寬中益氣、和脾胃、清血散熱。」換言之，豆腐具有幫助腸胃蠕動、提高氣力、淨化血液、抑制發燒的作用。

日本黃檗宗之祖．隱元和尚曾以「世上以豆做成的四角柔軟，老少咸宜」（譯注：四角柔軟指豆腐，暗喻人若如豆腐般處世方正，但內在柔軟，就能不惹人厭）來禮讚如豆腐般的柔軟生活。相傳，他也是從明朝將四季豆引進日本的人。

納豆

將大豆蒸煮後，撒入枯草菌之一的納豆菌，靜置於40至50℃的房內經過約20小時的發酵，就能製作出納豆。納豆之所以有獨特的香味是因為雙乙醯（diacetyl）、四甲基吡嗪（tetramethylpyrazine）等，而其牽絲的黏性物質則是因為（glutamicacid）胜肽鏈（polypeptidechain）與果聚糖（fructan）。

納豆菌的力量越強「牽絲越多」，這現象顯示大豆蛋白質的10%左右被分解成胺基酸，因而有助消化。

納豆的製作過程中，除了有將蛋白質分解為胺基酸的蛋白酶（protease）、將澱粉分解為葡萄糖的澱粉酶（amylase）、分解脂肪的脂肪酶（lipase）之外，還會製造出過氧化氫酶（catalase）、尿素酶（urease）、胰蛋白酶（trypsin）等種種酵素，因此納豆是非常容易消化的食物，對老人、小孩、病人來說都是相當好的營養食品。

列舉納豆的功效如下：

(1)若食用一袋納豆（約１００g），約有１０００億個納豆菌會進入腸道，而能殺死腸內的壞菌、病原菌。此外，納豆菌細胞膜、大豆所含的寡醣（oligosaccharide）則有助於腸內的好菌（比菲德氏菌）的增殖，而能抑制下痢或便祕、甚至致癌物質的發生。

(2)具有強肝、抗血脂作用的維生素B_2、B_6的含量比大豆多。

(3)所含成分維生素K_2，可促進骨骼中鈣質的穩定，強化骨骼，防止骨質疏鬆症。

(4)所含成分血栓溶解酵素「納豆激酶（Natto kinase，簡稱ＮＫ）」可使同樣具有溶解血栓作用的酵素胞漿素（plasmin）（泡澡也會增加）活性化。

(5)含有具強健作用的黏滑食物主要成分黏液素（mucin）、精子成分之一的精胺酸（arginine），能發揮強健、強精效果。

(6)將多存在於長壽者的體內，能防止動脈硬化，使血壓、血糖值保持正常的脂聯素（adiponectin）的合成，須靠大豆蛋白質促成。

(7)含有最多有助延壽成分「亞精胺（spermidine）」的食物就是納豆。「亞精胺」是奧地利學者法蘭克．馬迪歐博士所發現的。他發現，若在各種動物細胞上投與「亞精胺」，細胞的壽命就會延長，此一研究結果發表在《Nature Cell Biology（自然細胞生物學）》上。

藉由促進成為老化、萬病要因的細胞內有害物質、老舊廢物的排洩，來達到淨化細胞恢復年輕的作用。這與「斷食」有同樣的效果。

「spermidine」一字源自德語的「sperma（精液）」，是精液中所含最多的成分，因而命名。亞精胺也可在精子以外的體內細胞內合成，但會隨著年齡減少。

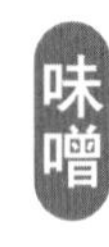

味噌

味噌是在煮熟、搗碎的大豆中混入鹽與麴菌，裝在桶子等容器裡，上面壓重石，經過發酵．熟成所製成的獨特食品。

味噌中含有碳水化合物、脂質、優良蛋白質，能補足以米為主食的日本人易攝取不足的離胺酸、蘇胺酸（threonine）等必須胺基酸。

此外，味噌具有強烈的防腐作用，在沒有冰箱的時代，會用味噌醃漬魚、肉、蔬菜等來保存食物。

《本朝食鑑》中有「（味噌）補腹中、益氣、調脾胃、滋心腎、定吐、止瀉、強四肢、烏鬢髮、潤皮膚……壯病後的瘦弱……解酒毒及鳥魚獸菜毒……」的記載。簡直就是萬能藥。關於味噌的健康常識還有：

①預防乳癌——植物雌激素（phytoestrogen）作用。

②降低血中膽固醇作用——基於皂素和卵磷脂。

③美肌效果——亞麻油酸抑制黑色素（melanin）的合成。

④促進消化——味噌的蛋白質有30％是胺基酸。此外，還含有消化酵素。

⑤整腸作用——培育腸內的好菌。
⑥清除香菸的尼古丁所造成的傷害。
⑦消除疲勞、造血（預防貧血）作用——維生素B_{12}的作用。
⑧健腦作用——具有腦內神經傳導上不可欠缺的膽鹽（choline）。

日本癌症學會曾經發表過一篇〈每天飲用味噌湯的人不易罹患胃癌〉的免疫學報告。這是經過動物實驗證實的結果：「對老鼠投與致癌物質，使之產生胃癌後，分別給予混入10％乾燥『紅味噌』的餌及一般的餌做對照組比較時，前者可見到胃癌組織的縮小」（廣島大學．渡邊敦光教授），也了解給與摻入味噌的餌的老鼠，即使照射放射線，也能抑制致癌。

日本東北地方有句俗語是「拉肚子要喝納豆湯（指在快要煮好的味噌湯中加入糊狀的納豆）」，鑑於味噌與納豆的效能，就能夠清楚理解下痢時為何要喝納豆湯的道理。

古人有云「味噌湯是早上解毒劑」、「喝味噌湯不用看醫生」，這些都是數百年經驗所累積而生的至理名言。

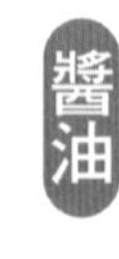

醬油

醬油就是將大豆、小麥、鹽、水混合後，以醬油麴菌發酵所製成的獨特調味料。醬油中含有的香味與味道成分約300種。以醬油澆淋、醃漬食物，就是利用其香味來消除食物羶腥的作法。

熱番茶（使用茶芽以下，葉子較大的部分所製成的茶葉）中滴些醬油與生薑汁後飲用，可溫暖身體，對胃腸病、虛冷、貧血有效。

2006年6月3日出刊的《The Straits Times》報紙上，刊載了一篇由新加坡大學哈利·帕里烏魯教授團隊研究的《關於醬油的偉大效果》。

實驗證明，醬油具有的「抗氧化力」約為紅酒的10倍、維生素C的150倍，因此可排除危害人體細胞或組織，使之老化、發炎、致癌、動脈硬化……所有疾病主因的活性氧。

據說，醬油還具有促進飯後血液循環的效果，會比不用醬油時提升50%。

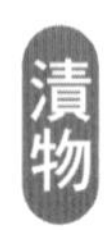

漬物

沒有一個國家像日本有這麼種類豐富的漬物，以下將摻雜許多最近的新知來描述有關漬物的功效。

(1)日本醃黃蘿蔔

由於含有大量的食物纖維，所以有助於排便，促進腸內所累積的多餘的膽固醇、脂肪、糖分、致癌物質等的排洩，預防高血脂症、高血糖、大腸癌。

此外，食物纖維可幫助腸內比菲德氏菌、乳酸菌等好菌的繁殖，發揮整腸與免疫促進作用。而其黃色色素更具有降低血糖作用。

加上，由於醃黃蘿蔔必須經過充分咀嚼，所以可強化抗重力肌的下顎肌肉，有助於腦部的活化、預防痴呆。

連醃小黃瓜、茄子等漬物也具有同樣的功效。

(2)芥末漬

「芥末漬」、「奈良漬」等「酒粕漬」的酒粕中的胜肽（peptide）具有降壓作用，並具有促進可擊垮癌細胞的ＮＫ細胞（白血球之一）活絡的作用。

(3)醃蔥頭

由於所含成分烯丙基化硫（allylsulfide）具血栓溶解、強心作用，所以有助於狹心症、心肌梗塞的預防與治療。

此外，還有抗菌功能，所以也能預防食物中毒。

(4)梅乾

梅乾中所含的檸檬酸（citricacid）、蘋果酸（malicacid）、琥珀酸（succinicacid）等有機酸可增加唾液、胃液的分泌，有助於增進食欲、促進消化，特別是檸檬酸可幫助疲勞物質乳酸的燃燒，促進消除疲勞，還連帶有殺菌作用。梅乾所含的苯甲醛（benzaldehyde）、苯甲酸（benzoicacid），具強烈的防腐作用，也對下痢、腹痛有效。

可將梅乾放入茶中飲用，若做成梅醬番茶，功效更佳。

梅醬番茶

梅醬番茶比薑湯有更高的保暖效果，對下痢、便祕、腹痛、腹鳴（肚子咕嚕咕嚕叫）、嘔吐等胃腸疾病立即見效。除此之外，對虛冷、疲勞、貧血、感冒、支氣管炎、疼痛疾病、婦女病也能發揮極大的效果。

1天飲用1至2次即可（給嬰幼兒、小孩飲用時，要稀釋4至5倍）

準備材料

梅乾1個、醬油1大匙、生薑末汁少量、番茶

作法

①將去籽的梅乾1個放入喝湯的碗中，以筷子充分搗碎果肉。
②在①中加入醬油，充分攪拌均勻。
③紗布中放入磨碎的薑末，擠5至10滴薑汁滴入②中。
④將沖泡好的熱番茶倒滿喝湯的碗，充分攪拌均勻後飲用。

(5)泡菜

由於辣椒的辛辣成分「辣椒素（capsaicin）」對血液循環有幫助，除了可強烈地暖和身體外，也具有預防胃潰瘍的效果。

芝麻

這是原產於埃及的芝麻科一年生草本植物。

芝麻的成分約有一半是亞麻油酸、油酸等具防止動脈硬化的脂質。還含有豐富的優良蛋白質（約有22％），有助於疲勞恢復的維生素B_1、B_2等B群，可預防老化・恢復青春的維生素E，對貧血有效的鐵、銅，強精・強健作用的鋅，強化骨骼、牙齒的鈣……

最近還發現芝麻含有木酚素（sesamelignan），已知此成分具強烈的抗氧化作用，對癌症的預防，肝病、宿醉的預防・改善等皆有效。

此外，木酚素還能促進脂肪的燃燒，發揮減肥、抗膽固醇的作用。芝麻也具有防止血栓的效果，可預防腦中風或心肌梗塞。

魚、海鮮類

魚、海鮮類具有下列優秀的功效，而從近藤正二教授的免疫學調查可知，若與海藻、蔬菜、大豆（製品）、芝麻等一起食用時，這些功效會更上一層樓。

但如果只多吃白米飯和魚類，不但無法達到魚的功效，還有可能會短命，所以要注意。

●魚的功效

關於魚的蛋白質的優點，鈴木梅太郎博士（維生素B_1的發現者）已於大正8年（1919）報告說：「魚的蛋白質營養價值不輸肉類」。

蛋白質的好壞是以構成它的胺基酸種類與比例是否齊全來決定的，如果只因1種胺基酸的量不足，就會減少其他胺基酸的營養價值。我們將這不足的胺基酸稱為「限制性胺基酸」（limitingaminoacid）。

「限制性胺基酸」符合理想值（具理想胺基酸組合的蛋白質，就是雞蛋蛋白的蛋白質，其蛋白質價值為「100」）的百分之幾時，就是「蛋白質質量評分（proteinscore，即蛋白價）」。

魚類的蛋白價大約是65至95，並不比牛肉的80、豬肉的90差。

●其他成分

・維生素、礦物質

鰹魚、鮪魚、鰤魚等的紅肉中，除了有對眼睛、皮膚健康很重要的維生素A

外，還含有豐富的對造血必須的鐵、具強精作用的鋅等礦物質。

鯛魚、鱸魚、鮭魚、黑鯛、鱺魚、烏魚等是魚皮美味的魚，特別是魚背黑色皮部分，大部分都含有維生素B_2，可發揮強肝、解毒作用。

而沙丁魚、鮭魚、秋刀魚、鰤魚等則富含可促進腸道吸收食物中的鈣、磷、強化骨骼的維生素D。

沙丁魚乾、魩仔魚乾、小魚乾中，大部分都含有助於強化骨骼、牙齒，維持血液鹼性、發揮神經鎮靜作用的鈣。

●魚類所含的脂肪（EPA、DHA）

・EPA

EPA是具10個碳原子的多價不飽和脂肪酸，一旦攝取到體內，轉化為前列腺素（prostaglandin），就會發揮以下的功效。

①擴張血管

②抑制血小板的凝結

③降低血壓

④使血液中的中性脂肪下降
⑤能增加防止動脈硬化的好膽固醇（HDL）
⑥降低總膽固醇
⑦增強紅血球的變形能力

換言之，能預防動脈硬化、使血液的黏稠度降低而防止血栓，促進全身的血液循環。

也有報告說，EPA具有抑制肺癌、大腸癌的發生，防止癌症轉移的作用。

・DHA

DHA是有44個碳原子的多價不飽和脂肪酸，是人體的必須胺基酸之一。

DHA被認為存在於腦、神經中，對腦神經的成長、學習能力等腦的作用是很重要的因子。

海鮮類（墨魚、章魚、蝦、蟹、貝類）

墨魚和章魚都含有優良的蛋白質，胺基酸的組成也與獸肉幾乎一樣，所含脂質、卡路里少，對預防肥胖有效。此外，礦物質的含量也多。順便一提，墨魚的蛋白價為56、章魚是52。

蝦子、螃蟹有魚類所沒有的鮮甜，這是因為含有甜菜鹼（betaine）、精胺酸（arginine）、甘胺酸（glycine）等味道很好的胺基酸。

兩者的特徵都是脂質低，含優良蛋白質。

蝦子含有很多米、麥等穀類容易不足的必須胺基酸，因此和米飯一起食用，會感到特別美味。

海鮮也含有很多礦物質（蝦＝1．6％、蟹＝2．1％），而對強健、強精作用很好的鋅，蝦子在100g中含有8．8mg。如果蝦子、螃蟹連殼一起吃，就能充分攝取到鈣、動物性食物纖維。

貝類在日本約有6000種棲息，而能食用的不到300種。

貝類有如溶解於海水中的近100種礦物質的化身，也可說是含有大部分人體所必須的礦物質。由於含有造血所必要的鐵、銅，所以建議貧血的人多食用。

貝類也有很多的B_1、B_2等維生素B群，相較於其他海鮮，其能量儲存物質肝糖（glycogen）的含量也特別多。

貝類的肝糖會在冬季時增加，正好符合貝類最美味時期。此外，琥珀酸、甜菜素等則是孕釀貝類鮮甜的成分。

關於牡蠣，特別值得一提的是鋅的含量非常多。一般認為，鋅是助「性」的礦物質，如果攝取不足，會導致性能力低下、皮膚脆弱化等。

現在，還有人相信「墨魚、章魚、蝦子、螃蟹、貝類、牡蠣中含有很多膽固醇」的說法，但此一說法已在昭和52年（1977）被大阪大學醫學院教授（後升為校長）山村雄一博士否定。

他採用比以往的「比色法」更敏銳的「酵素法」來測定這些海鮮類的膽固醇值，由圖11可知，海鮮類的膽固醇含量出乎意料地少。

此外，這些海鮮類中含有豐富的游離胺基酸——牛磺酸（taurine），已經證明能發揮以下的功效：

①在膽汁中與膽鹽（cholate）結合後會變成膽酸鈉（taurocholate）而具有乳化脂肪的作用，所以可溶解膽固醇類的膽結石。

②強化肝臟的解毒功能。
③使血液中的膽固醇減少。
④具有強心作用。
⑤改善心律不整。
⑥使血壓維持正常。
⑦消除肌肉疲勞。
⑧預防因酒精造成的種種障礙。
⑨增進精力。
⑩促進胰島素分泌，預防糖尿病
有助於恢復視力。

圖11◎山村教授所測定的膽固醇含量

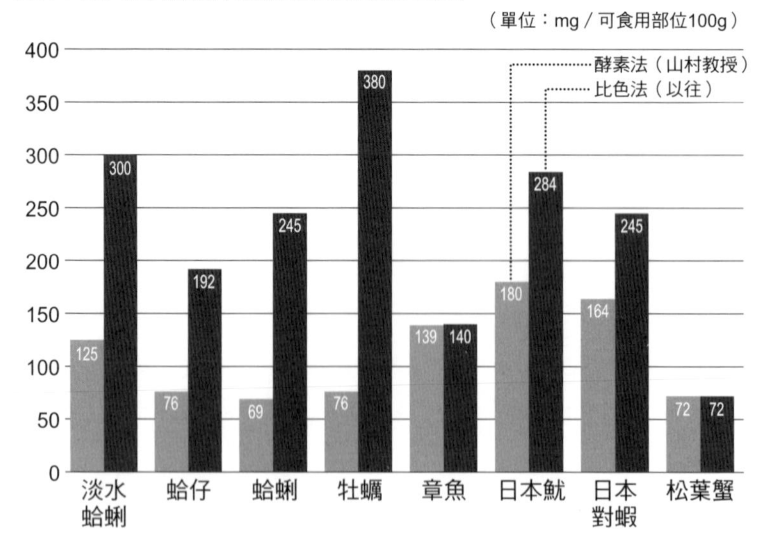

※日本魷學名：Todarodes pacificus
日本對蝦學名：Marsupenaeus japonicus

茶（綠茶‧紅茶）

綠茶是將山茶科（Theaceae）的茶樹嫩芽蒸過後，以機器或手邊揉捻邊乾燥的「無發酵茶」，而紅茶則是一邊使茶葉萎凋，一邊充分揉捻，經過多酚氧化酶（polyphenoloxidase）作用而發酵的「發酵茶」。

漢方中載明，綠茶有「清血、利尿、益食欲、癒疲勞、使身心爽快」作用，即使是現代科學也表明綠茶的各種功能。

所含成分兒茶素（catechin）可降低血液中的膽固醇、中性脂肪，同樣的表兒茶素（epicatechin）則具有殺菌‧抗毒作用，對霍亂菌（choleragerm）、痢疾桿菌（dysenterybacillus）、O－157、感冒病毒、幽門螺旋桿菌（Helicobacterpylori）（引起胃潰瘍、胃癌的原因）等具殺菌作用。

由於兒茶素類成分有除去活性氧的作用，所以有預防癌症、動脈硬化、各種炎症……萬病的作用。

除此之外，綠茶中的咖啡因也有醒腦、利尿、消除壓力作用。再者，由於維生素C很豐富，所以也可達到預防感冒、美肌效果。

兒茶素類經過氧化，會產生茶紅素（thearubigins）、茶黃素（theaflavin）、變成具紅至褐色的色調與香氣的紅茶。從漢方的陰陽論來看，紅茶具有很強的溫暖身體的作用。

此外，列舉紅茶的其他功能如下：

(1)帶來長壽

「1天喝5杯以上的族群，比1天喝不到1杯的族群，因所有死亡原因而死亡的風險低16％，因心臟病死亡的風險則低26％。」（美國醫師協會雜誌《JAMA》、2006年9月13日號）

(2)防止心臟發作、癌症、骨質疏鬆症

「如果1天喝3至4杯紅茶，除了能預防心臟病發作、癌症外，骨骼也會變強壯，也不容易罹患骨質疏鬆症、蛀牙」（倫敦大學國王學院〔University of London,King's College London〕的凱利・拉克斯敦博士們。2006年8月24日・英國BBC播映）。

(3)流行性感冒（influenza）的特效藥

紅色色素「茶紅素」，不但能直接殺死感冒病毒，連對侵入體內細胞引起感染的流感病毒也有消滅的作用。

另外，養成以紅茶漱口、每天喝紅茶的習慣，對於感冒的預防、治療也會發揮力量。

(4)防止腦中風

荷蘭國立公眾保健研究所的凱利博士曾對552位50至60歲的男性進行15年的追蹤調查。其結果查明，每天大量飲用紅茶的人比沒有這麼做的人，腦中風的罹患率要更低（1天喝4·7杯的人比喝2·6杯的人要少69%）。這是因為紅茶的抗氧化物質「類黃酮（flavonoid）」會減少壞膽固醇（LDL）的緣故。

五千年前，茶在中國就當作藥物使用，而鎌倉時代將臨濟宗傳入日本的榮西禪師則在《喫茶養生記》中寫道：「茶是養生的仙藥，喝茶為延命的妙術」。

一般將108歲稱作「茶壽」，若拆解「茶」字就是「廿（20）」與「八十八」，加起來就是「百八」。希望閱讀本書的讀者們能以「茶壽」為目標來活得長長久久。

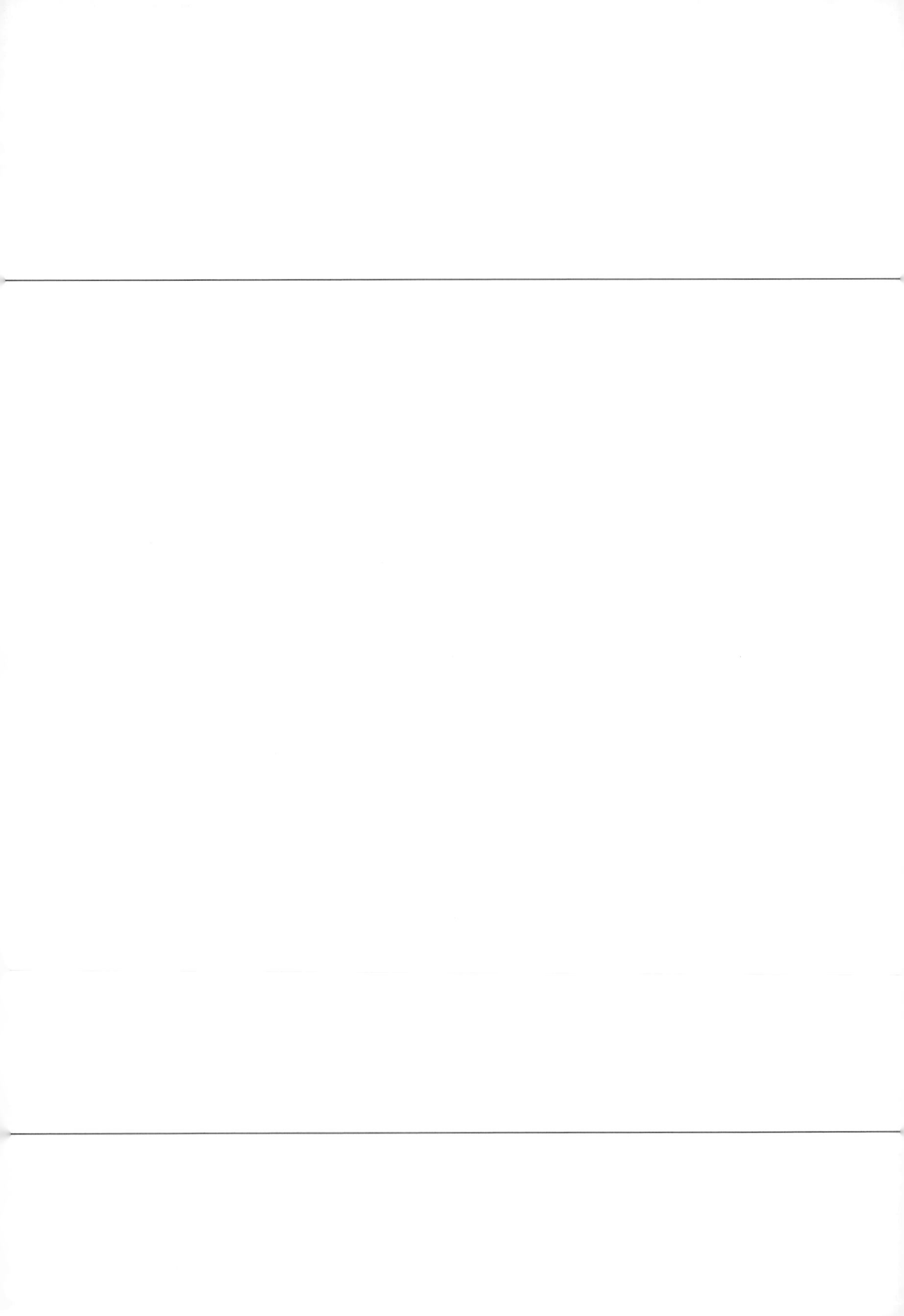

第4章

活到100歲的第2個習慣②

——預防老化的飲食方式

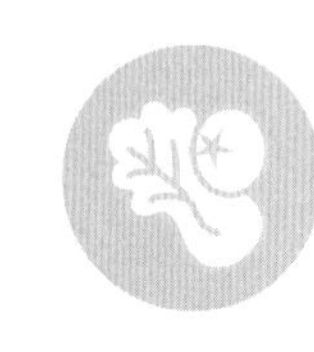

實際的用餐方法

美國國立老化研究所進行迴蟲到猿猴等種種的動物實驗，得出「若抑制卡路里的攝取就能活得長壽」的結論。

從上述研究得知，若將卡路里的攝取量控制在60％（六分飽），延長壽命的比率可高達50％。

該研究所的馬克・麥得遜博士，將老鼠分成以下三組進行實驗。

A組……讓老鼠能吃多少就吃多少
B組……將卡路里攝取量控制在60％
C組……1天讓老鼠能吃多少就吃多少、第二天斷食

實驗的結果顯示，C組老鼠最健康且壽命也長，因老化導致的腦受損也少，也沒罹患阿茲海默症或帕金森氏症。

同一研究所的英格拉姆博士則是以更接近人類的200隻獼猴（Macacamulatta）為對象，持續一個月給獼猴減少30％熱量，即每1kg體重約3.8大卡的飲食方式，結果這些獼猴的血壓、血糖值都比維持普通飲食的獼猴低，因此博士表示：「採取低卡路里飲食，不就能防止人類因不良生活習慣所導致的心肌梗塞、腦中風、糖尿病？」

美國威斯康辛大學醫學部的理查・懷德魯克博士，也對76隻7至14歲的獼猴進行20年的追蹤調查。發表了以下的研究結果：低卡路里飲食的獼猴中很少癌症、心血管疾病患者，腦部（特別是有關運動控制與記憶的腦領域）維持著健康的狀態，也證實沒有常見於猿猴的糖尿病等（美國科學雜誌《Science》2010年7月10日號）。

西班牙的養老院，將每天給予1800大卡飲食的老人與每隔一天進行斷食的老人做比較，發現「每隔一天進行斷食」的老人們絕大部分都活得長壽（《Farumacia》1988年，24期，第674頁）。

日本人一日三餐，太多了

據說，日本人「咀嚼」的次數，相較於昭和初期只有一半左右，這也是種種因不良生活習慣所引起的疾病日漸增加的原因之一吧！

如果是每天進行充分肉體勞動與肌肉運動的人，在「細嚼慢嚥」與「不超過八分飽」的條件下，每天吃三餐又吃得健康，就不會有任何問題。對這點，任何人都無話可說吧。

但相較於勞動力、運動量，現代文明人、包括日本人在內就「吃得太多」了。

以一般日本人的運動量來看，一天吃三餐，真的太多。如果少吃一餐，一天吃兩餐以下，「12分飽」－「4分飽（1餐分量）」＝8分飽，這樣就能從「12分飽卻不停看醫生」的衰弱狀態，瞬間轉變為「8分飽不生病」的健康狀態。

少吃一餐，必須衡量個人一天的行程或生活習慣、身體狀況，不吃早、中、晚哪一餐都可以。

依個人的生活型態停止一天的某一餐，要由個人來決定。不過，一般最容易做到的是「不吃早餐」，而且合乎道理。

以前的人「吃早餐」是具有意義的，因為日落就寢、日出起床，在「飯前」做完一些工作（體力勞動）後才吃飯。

可是，上班族或粉領族、經營事業者，有不少人是工作到晚上很晚，然後喝酒、吃晚餐。

此外，也有人在宴會之後吃拉麵當宵夜。

然後到了深夜才就寢，睡5至6小時後，早上起床又受縛於「一天不吃三餐對健康不好」、「特別是早餐很重要」的常識，有不少人就這樣很勉強地去吃不想吃的早餐。

結果，在日本充斥著「高」血脂、「高」血糖、「高」血壓、「高」體重＝肥胖等「多高」的「過食症」＝「新陳代謝症候群」，真是荒唐可笑。

早上原本就是呼氣有臭味、產生眼屎或鼻屎、尿液顏色濃等排洩旺盛的期間。為什麼呢？因為晚上睡覺時，任何人都處於斷食（fast）狀態。人體有「如果不吃就會充分排洩」的生理鐵則。

人體將血液內的老舊廢物、有害物質排洩，使血液變乾淨而防止疾病的期間就是早上。如果在這狀態下吃早餐，啟動「吸收阻礙排洩」的生理，排洩就會停止，體內好不容易產生的血液淨化反應停止，血液變髒，就造就出萬病的根源。

理想的早餐是：紅茶＋黑糖＋生薑與胡蘿蔔．蘋果汁

糖分是人類60兆個細胞活動泉源。因此，不要對胃腸造成負擔，換言之，不干擾排洩、補充糖分的「早餐」是最理想的。

由此可知，最好是喝能溫暖身體的飲料，即紅茶中加入黑糖或蜂蜜來飲用。此外，由於早上體溫低，身體各器官的功能都在減弱中，如果能加入磨碎的薑泥（也可改用市售的薑粉末或軟管裝的薑泥）會更好。

年過40歲、煩惱因為高血壓、痛風、糖尿病、肥胖等因不良生活習慣所引起疾病的人，可以每天喝1至2杯以切碎的2根胡蘿蔔和1顆蘋果（不用食物處理器打碎）調製的新鮮胡蘿蔔蘋果汁。因為胡蘿蔔蘋果汁中，含有相當完整的人體必要維生素、礦物質。

美國農務局曾發表過，文明人「一直在煩腦因營養過剩造成的營養不足疾

病」。意思就是相對於蛋白質、脂肪、糖分等三大營養素的攝取過多，要在體內好好利用・燃燒這些營養素，使之變成種種酵素或荷爾蒙的原料，而與細胞產生微妙生理作用的維生素、礦物質卻不足。

世上約存在有30種維生素、100種礦物質，如果每天連基本的需求量都沒攝取足夠，就無法維持健康。

舉例來說，即使一天有攝取到所須的129種微量營養素（維生素、礦物質）的量，但只要1種攝取不足，就會產生如下般的症狀、疾病。

●維生素

- 維生素A不足↓肺癌、膀胱癌、視力低下、皮膚乾燥
- 維生素D不足↓骨骼・牙齒脆弱化
- 維生素E不足↓不孕、老化、動脈硬化
- 維生素K不足↓出血
- 維生素B_1不足↓腳氣病

- 維生素B_2不足↓口內炎
- 維生素C不足↓壞血病（出血、感染）
- 維生素P不足↓血管脆弱化

●礦物質

- 鐵不足↓貧血
- 鋅不足↓皮膚病、性能力低下、精神病
- 鎂不足↓心臟病、癌症、糖尿病
- 鈣不足↓骨骼．牙齒脆弱化、神經過敏
- 鉀不足↓肌力降低
- 鈉不足↓食欲不振

農藥如果使用硫酸（H_2SO_4），硫酸會與鐵、鋅、鎂等起化學反應，變成硫化鐵、硫化鋅、硫化鎂等，結果土壤中的鐵、鋅、鎂等礦物質不足。這就是所謂的「土壤貧瘠」。

植物能從這貧瘠土壤中吸收的礦物質當然變少，因此我們所吃的蔬菜、水果所含的也礦物質不足。特別是現代文明人，都習慣吃除去富含礦物質、維生素的胚芽的白米、白麵包，而不是糙米、黑麵包。

因此，現代文明人才會有這樣的後果：由於多種維生素、礦物質的慢性不足導致罹患種種疾病。

中餐是完全營養食物：「蕎麥麵」＋青蔥＋七味唐辛子

早上只喝薑茶或胡蘿蔔．蘋果汁，不會對胃腸造成負擔，換言之，就這樣促進「排洩」，補過午前能量來源的糖分加上水分、維生素、礦物質之後，中餐最好就吃「蕎麥麵」。

「蕎麥麵」是完整的營養食品，不但含有8種必須胺基酸的優良蛋白質、可防止動脈硬化的植物性脂肪、能量來源的碳水化合物（多醣類），還含有絕大部分的維生素、礦物質。青蔥則含有蕎麥麵中所欠缺的維生素、礦物質。

如果在這蕎麥麵中加入充分含有二烯丙基硫醚（diallylsulfide）而有助於擴張血管、促進血液循環、溫暖身體的蔥，及含有辣椒素（capsaicin）而同樣可促進血液循環、使體溫上升的七味唐辛子來食用，就能使精力、體力充沛來面對下午的工作。

「配料很多的烏龍麵」＋青蔥與七味唐辛子、加大蒜的義大利麵

如果吃膩了蕎麥麵，可改吃撒入大量青蔥與七味唐辛子、配料很多的烏龍麵。此外，也可改吃加入含二烯丙基硫醚、對血液循環很好的大蒜的義大利麵（香蒜辣椒義大利麵〔peperoncino〕），或充分淋上含有辣椒素的辣椒醬（Tabasco）、以可溫暖身體的起司製作的披薩。

如果早、午餐改吃這樣的飲食內容，「晚餐就算吃含有酒精、任何食物都可以」，這就是我提倡了20年以上，獲得很多人支持的「石原式基本飲食」。當然，若以老化預防、長壽為目標，就吃列舉在81至95頁的根莖類，可溫暖身體的健康及長壽飲食為主即可。

實行這套基本飲食後，若中途覺得有空腹感，就補充一些巧克力、黑糖或加蜂蜜的薑茶即可。空腹感並非胃腸食物消化殆盡後感受到的感覺，而是血糖下降時腦的空腹中樞發出的訊息，因此補給一些糖分，幾分鐘之後就不會有空腹感。

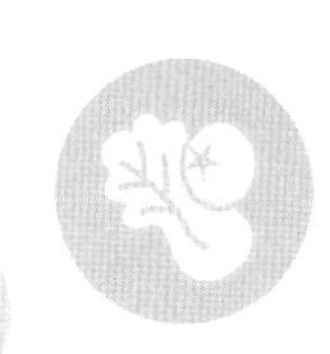

石原式基本飲食

早上

薑茶（加黑糖或蜂蜜）1至2杯

或以2根胡蘿蔔、1顆蘋果製作的胡蘿蔔蘋果汁，馬克杯2杯

或生薑紅茶與胡蘿蔔蘋果汁各1至2杯

中午

撒上青蔥與七味唐辛子的蕎麥麵

或撒有青蔥與七味唐辛子、配料很多的烏龍麵

或充分淋上辣椒醬的義大利麵、披薩

晚餐

可以吃含有酒精、任何食物都好（若是用可溫暖身體的陽性食物調製成的副食品更好）

※若中間出現空腹的感覺，就以巧克力、黑飴、加入黑糖或蜂蜜的薑茶來補充糖分。

實踐這樣的「少食」、「空腹」健康法，即使有少許的「空腹」感，但身心都能持續保持良好的狀態。只不過，若感覺狀態比平常還要更糟，就要立即停止，恢復原來的飲食方法。

嘴饞想要吃東西時就念這些句子

雖然以「空腹」健康法保持身心的愉快，但當覺得「有什麼不夠」、「想要吃什麼」時，就念以下的句子（念也寫成「今之心」）。

(1)這種舒適的空腹，會創造健康。
(2)這種舒適的空腹，會治療疾病。
(3)這種舒適的空腹，能防止衰老、恢復年輕。
(4)這種舒適的空腹，有助於頭腦的作用，提升工作的效能。
(5)這種舒適的空腹，能夠招來人生的幸運。

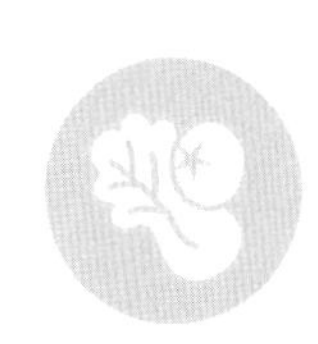

從漢方的陰陽論來看長壽飲食

任何人都是在體溫高、血液中紅血球很多（多血症）、體表通紅的「嬰兒」狀態下出生的，漸漸隨著年齡的增長，就會變成白髮增加、罹患白內障、皮膚產生白斑、連體溫也低下……所謂的「小白」狀態。而紅血球的減少、有著貧血傾向也加速「小白」的狀態。

嬰兒體溫高、身體也柔軟，所以肌膚也如棉花糖般柔嫩。

不過，如果隨著年齡變小白，體溫低下，肌膚就會乾燥，肌肉、骨骼變僵硬，動作也變得不靈活。一旦體表變得僵硬，體內當然也隨之僵硬，而容易罹患動脈硬化、心肌梗塞、腦中風（直到大約30年前，都還不是寫成「梗」塞，而是「硬」塞）、癌症（癌有病字邊下變嚴重的意思）等與身體變僵硬有關的疾病。

身體內外之所以變僵硬，主要原因就是體溫下降。老人和嬰兒做比較，體溫會低1至1.5℃。

因此，為防止老化、避免罹患動脈硬化、腦中風、心肌梗塞、癌症等疾病，就有必要溫暖身體。

除了以泡澡、泡溫泉、三溫暖、岩盤浴、穿衣（尤其是一天24小時、1年365天要使用護腹帶）等溫暖身體外，運動、勞動人體最大的產熱器官——肌肉也很重要。

此外，如果保持樂觀、積極的心情，腦部會經常分泌使人心情愉快的荷爾蒙——β腦內啡（β-endorphin），使血管擴張，促進血液循環，溫暖身體。

而每天充分攝取使身體溫暖的食物是比什麼都重要。

西方醫學、營養學中，將燃燒食物、使水溫上升1℃的卡路里當作1大卡，所以沒有任何可使身體溫暖的食物（漢方中稱為陽性食物）與可使身體虛冷的食物（陰性食物）的概念。但在漢方醫學中，從2000年以前就嚴格分類食物的陰．陽，以有助於疾病的治療及增進健康。

為防止隨著年齡增長、體溫低下變成「小白」（圖12使身體虛冷的食物多為白色）而帶來種種「僵硬」導致的疾病，就有必要充分攝取可使身體溫暖的陽性食物。

基本上，夏天採收的食物、嚴熱地方產的食物、水分多的食物、植物性食

圖12◎使身體虛冷與溫暖的食物

使身體虛冷的食物＝青・白・綠	使身體溫暖的食物＝紅・黑・橙
牛奶	起司
啤酒、白酒	黑啤酒、紅酒、梅酒、紹興酒
綠茶	紅茶、烏龍茶、番茶、昆布茶
西點	和菓子
白飯、白麵包	黑麵包
大豆、豆漿、豆腐、白芝麻 （不過，可將豆腐加入味噌湯中來吃，或吃湯豆腐、麻婆豆腐）	紅豆、黑豆、納豆、黑芝麻
白砂糖	黑砂糖、蜂蜜
葉菜類（沙拉）	根莖類（特別是燉煮過的）
南方產的水果 （香蕉、鳳梨、橘子、檸檬、哈蜜瓜……等）	北方產的水果 （蘋果、櫻桃、李子）
醋、美奶滋	鹽、味噌、醬油
白肉	紅肉、蛋、魚、海鮮 （蝦、螃蟹、墨魚、章魚、貝類） 佃煮

不過，使身體虛冷的食物若經過加熱、加鹽、加壓、使之發酵，就會變成使身體溫暖的食物。（圖13）

物、帶酸味的食物……都是使身體虛冷的陰性食物，而冬天採收的食物、寒冷地方產的食物、硬的（水分少）食物、動物性食物（除了牛奶外）都是使身體溫暖的食物。

這些就食物外觀的顏色，也可以清楚做判斷。

- 青．白．綠的食物，使身體虛冷。
- 紅．黑．橙的食物，使身體溫暖。

人類一直當主食、處於黃至淡咖啡色的食物（玄米、小米、玉米、稗……等）則是不會使身體溫暖或虛冷的食物，因此是不分年齡、任何人都可以吃的好食物。

圖13◎以發酵、加熱、加鹽等變成使身體溫暖的食物

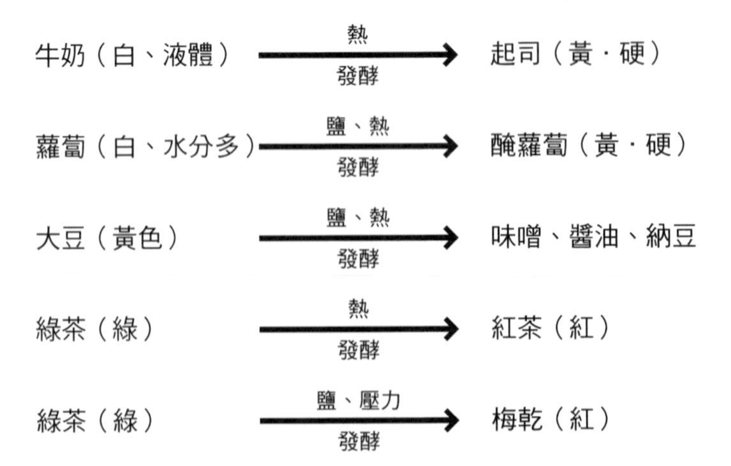

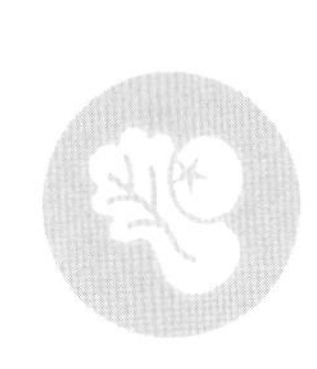

鹽正是陽性食物的代表

鹽是從舊石器時代就存在的人類最古老的調味料，由於是最重要的生活必需品，曾經當作貨幣使用。

鹽是使身體溫暖最高．最好的陽性食物，因此在暖房設備未像現代如此發達的時代，東北地方的人們都充分攝取鹽分來使身體溫暖，以便能度過嚴寒的冬天。

1950年代，美國學者KA達爾博士曾到日本、對鹿兒島到青森縣進行生活調查，當時鹿兒島縣人們一天平均鹽分的攝取量約為14g，越往北人們的鹽分攝取量越多，到了青森縣就約28g。而且，越往北罹患高血壓、腦出血的患者也變多，所以自1960年左右、鹽對身體不好最高風評時期起，日本全國從東北地方開始，展開了減鹽運動，並以一天鹽分攝取量在10g以下為努力的目標。

但日本的高血壓患者並未因此而有減緩的趨勢，如今估計至少4000萬人、最多有6000萬人罹患高血壓。

不僅如此，由於交通工具的發達與轎車的普及，洗衣機、吸塵器等家電製品的普及……導致因肌肉運動、勞動不足造成體熱的低下，加上減少吃鹽，在這50年間日本人的平均體溫大約降低了1℃。體溫低1℃，就會使新陳代謝率大約減少12％（若血液中的脂肪、糖分無法充分燃燒，就會成為罹患高血脂症、高血糖、新陳代謝症候群的主因。）使免疫力約衰減30％，而成為肺炎、支氣管炎、過敏性皮膚炎、癌症（癌細胞會在35℃增殖最快，而在39.3℃以上死亡）患者激增，憂鬱、神經病等精神患者（北歐、北日本等低氣溫、低日照量的地區很多）增加的主因。

在古羅馬時代，一般都認為吃美味的食物有助於健康，而sal（鹽）就是最美味、對健康有益的意思，因而創造出代表健康．乾杯的「Salus」一字，而在生菜上撒鹽來吃就叫做Salad，用鹽支付羅馬士兵的薪資，所以稱為Salary。

即使是現在，英國、法國也一直進行著讓患者「淋海水」、「泡海水浴」、「喝海水」……Thalasso-therapy（海洋療法）。

如果鹽對身體不好，就不會有「給敵人送鹽」或「驅邪的鹽」等用語的產生吧！

江戶時代的藥學書《本朝食鑑》中有「（鹽）是無害……解毒、清血、潤燥（乾燥）、鎮痛、止癢……」的記載。

停止呼吸3分鐘就會死去，而如此重要的空氣，如果過度吸入（過度換氣症），就會引起痙攣、失神。因此，息是「呼之後再吸」的，所以稱為「呼吸」。

用宇宙的諸原則、小宇宙來比喻我們人體的正常性、健康，一直都是「out」的字意放在前面。

例如：「giveandtake」、「出入口」、「出納帳」、「損益表」、「哭著出生，嚥氣而死」等。

因此，在運動、入浴、三溫暖、岩盤浴等出汗，胡蘿蔔蘋果汁或薑茶靠尿液排出的前提下，鹽也能吃本能想吃的量。為什麼呢？因為水分和鹽分是一起運作的。

鹽應該使用含有鐵、鋅、錳、鎂、鉀、鈣、鈷（cobalt）……約100種人體必須礦物質的天然鹽（粗鹽、藻鹽），而不是使用由Na（鈉）和Cl（氯）兩元素構成的食鹽。

之前提過的高加索地區的百壽者們，通常會在餐桌上固定擺放鹽罐，以便能隨時在麵包、湯、沙拉、肉類料理等餐飲中撒上亞美尼亞（Armenia）產的岩鹽。

我曾向當地長壽研究所的達拉奇．希利比教授質疑過這點，但他的回答是「由於這些老人家每天都重度勞動（務農或畜牧）、大量流汗，所以完全不必擔心」。

我最早前往高加索地區做調查，是在昭和52年（1977）在長崎大學研究所做研究期間。當時去國外的人很少，特別是到俄國等共產國家，因此到長崎車站來送行的同事、後輩們都高舉雙手對我大喊三聲萬歲。出發時，研究所的教授還特別對我說：「高加索地區長壽者們的血壓正常值應在120mmHg左右，所以要盡可能多量一些百歲者的血壓回來做報告」。

到達當地，測量百壽者的血壓，任何一位都在180mmHg以上，其中甚至有人高達200mmHg，因此回國後很煩惱，不知如何向教授報告。

現在來思考一下，其實不能一概地說「任何人死時的血壓都會歸『0』，所以血壓越低越好，如果太高就不好」。因為，「血壓」是將種種營養素、水分、酵素、荷爾蒙……等運送到全身60兆個細胞的力量。

我曾針對昭和55（1980）年實施的厚生省國民營養調查對象1萬人（隨機抽出30歲以上的男女）進行14年期間的追蹤調查。

14年後，分成因腦中風、心肌梗塞、骨折等原因而不靠他人幫助就無法照顧自己的人，及一直都健康或即使罹患疾病也不至於留下無法獨立自主的後遺症的人做對照調查。

因此得知，就算是收縮壓為119至180mmHg、舒張壓為69至110mmHg的人，有服用降血壓藥者比未服用者的自立程度要低。服用降血壓藥後，收縮壓維持在120至未滿140mmHg「正常血壓」的人比未服用降血壓藥而血壓在160至179mmHg的人自立程度要低。

在茨城縣的調查，也出現令人玩味的結果。

「就算是165／96mmHg以上的高血壓、未服用高血壓藥的人，也比服用降血壓藥而血壓維持在正常、未滿140／90mmHg的人，因所有疾病或癌症死亡的死亡率都低。」

我認為，高血壓發病的最大原因在於下半身肌肉的減少。

年輕時，大腿、臀部的肌肉很發達，而存在其中的微血管也多，因而呈現出下半身血液多的「頭寒足熱」的健康狀態。

一旦隨著年齡增加，大腿、臀部等下半身肌肉削減，其中的微血管數也減少，下半身的血液就會往上半身移動。一旦上半身血液變多，用上臂膀測量血壓，當然就會往上升。

一旦血液往上半身最上面的腦部激升，腦部就會發生腦溢血（出血、梗塞）。

如果將營養輸送到心臟肌肉的冠狀動脈的血液變多，就會引發冠狀動脈血栓（心肌梗塞）。

因此，要預防、改善高血壓、腦中風、心肌梗塞等血管・循環器官疾病（分占日本人死亡原因的第2、3位，相當所有死亡原因的30％左右），最重要就是以走路、深蹲……運動來強化下半身的肌力。

第5章

活到100歲的第3個習慣

——合宜地攝取酒精

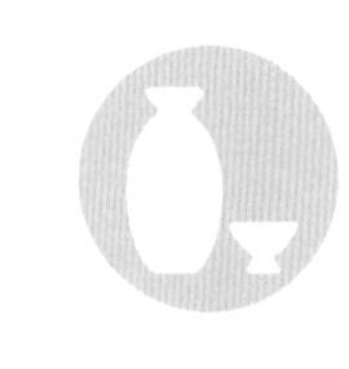

適度的飲酒

2011年6月12日播出的「NHK特別節目」中，提出「使老化延遲、延長壽命的『Sirtuin遺傳因子』，是「任何人都具有的遺傳因子，如果使之妥善發揮作用，就有可能活100歲以上」。

為了活化「Sirtuin遺傳因子」，有必要進行約7週的卡路里限制。

但據說，如果持續攝取白藜蘆醇（resveratrol），**即使不限制卡路里，Sirtuin遺傳因子也會活化**。

1997年美國伊利諾州大學的約翰．培斯特博士們以實驗證明紅酒、葡萄所含的「白藜蘆醇」植物生化素（Phytochemical，植物性化學物質）「能抑制引發癌症、更可抑制癌症的轉移」，這項研究結果曾發表在美國最具權威的科學雜誌《Science》上，而成為「白藜蘆醇」受矚目的契機。

到目前為止，紅酒具有抗動脈硬化、抗心臟病效果，已在疾病學上獲得證明。以肉食為主的法國，因心臟病發作而死亡的人數比其他歐美國家少很多，這現象被稱為French Paradox（法式矛盾）。這也是受到抗氧化力很強的「白藜蘆醇」莫大的幫助。

美國哈佛大學醫生大衛・辛克萊（David Sinclair）教授（病理學）的團隊，在具世界性權威的科學雜誌《Nature》（2006年11月1日號）上發表了「給老鼠投予紅酒、葡萄中所含的白藜蘆醇（植物生化素）後，老鼠的壽命不但平均延長了15％，也變得更有活動力」的論文。該教授的研究團隊也期待白藜蘆醇在人類身上發揮與老鼠同樣的效果。

荷蘭瓦格寧根大學（Wageningen University）的M・休特利培爾博士們則以住在聚特芬市（Zutphen）的1373位男性為對象，從1960年到2000年進行40年的追蹤調查。這段期間有1130人死亡。據統計解析的結果得知：「每天持續喝半杯紅酒的男性，壽命多5年」、「心臟病、腦中風的死亡率也低很多」。

除了葡萄外，藍莓、桑椹、花生也含有白藜蘆醇。

一想到我所調查的高加索地區的長壽者們，每天早、午、晚餐的餐前酒都喝自家釀製的紅酒，就可確定紅酒是高加索地區人們長壽的主因。

古語有云：「酒是百藥之長」。正因為適當喝酒可促進血液循環、溫暖身體、消解壓力，所以不限紅酒，都有助於健康長壽。

據說，達成大還曆120歲長壽的全重千代老先生很享受在每天傍晚喝一杯黑糖燒酒，而於2003年10月、116歲往生的鹿兒島的本鄉Kamato先生也很愛天天喝黑糖燒酒。

占日本人死因第2位的心臟疾病患者（主要是心肌梗塞）（18萬人以上）與腦血管疾病患者（12萬人以上）都是因為血栓症，但如今已證明，靠喝酒能使血管內皮細胞產生所謂的血栓溶解酵素「尿激酶（urokinase）」，以防止血栓症。

血栓溶解酵素產生的量的多寡順序如下：威士忌小於啤酒小於紅酒小於日本酒小於燒酒。

酒精的功效

①消解壓力

昭和時代名歌手藤山一郎的代表曲「酒是眼淚或嘆息？」中有段歌詞是「酒

是眼淚？是嘆息？消解心中的憂愁」，可見酒精可使包括腦部在內的全身血管擴張，促進血液循環，緩和身心的壓力。

②提升免疫力

1996年愛媛縣的奧田拓道教授（當時）提出一份報告，指出日本酒的酒粕成分可提高NK細胞（natural killer cell，又名自然殺手細胞）的活性、提升免疫力。

③抑制癌症的效果

丹麥防疫研究所在1964至1993年的30年期間，調查了2萬8000名男女之後得知：

- 一週喝1至13杯紅酒的人可降低肺癌的發生率25％。
- 一週喝14杯紅酒的人則可降低50％。

秋田大學醫學部的瀧澤行雄名譽教授也發表了「日本酒所含的低分子量成分中具有抑制罹癌的作用」。

④增加好膽固醇（HDL），防止心肌梗塞

美國波士頓貝斯以色列醫院的K．穆卡莫博士團隊，自1989年起的5年期間對因心臟發作住院的1913位病人進行調查後，發現飲酒量一週7杯以下的人死亡率減少20％，一週7杯以上的減少30％（兩者都與不飲酒者做比較）。

⑤預防止腦中風

美國哥倫比亞大學艾金德助教授則發表：「1天適量喝1至2杯酒，腦中風的風險會比不飲酒者低49％，但如果一天喝3杯以上，風險則會變3倍。」

⑥使糖尿病的控制良好

2002年1月，日本臨床內科醫協會調查了1萬2821名糖尿病患者與酒精攝取量的狀態（HbA1c值〔顯示過去2至3個月的平均血糖質。標準值為4．3至5．8％〕）。

- 不飲酒者7．12％
- 未滿1合者 6．93％
- 1至未滿3合者7．03％
- 3合以上者7．31％

（1合＝180ml）

由上可知，「若是未滿3合，血糖的控制就會很良好」。糖尿病併發症最多的神經障礙（手腳痲庳、知覺低落、陽萎）的發病率也低。

美國哈佛大學特納賽庫斯（Tanasescu）博士則發表：「糖尿病患者約80％的死因為心肌梗塞，適當飲酒可減少發生心肌梗塞（2001年）。」

⑦適當飲酒可活絡腦部，防止痴呆、阿茲海默症

美國印第安那大學的克里斯丁博士則發表：「1天適量地喝1至2杯酒，可使提升學習能力和推理力。」

這是因為酒精能促進腦部血液循環的緣故。

法國波爾多大學的奧葛格左博士們則提出：「1天喝3至4杯紅酒的人比不喝酒者，罹患痴呆、阿茲海默症的機率在四分之一以下」。

⑧促進胃液的分泌，增加食欲

⑨適當飲酒可抑制腦部神經的亢奮，消除壓力而有助於睡眠的深沉、消除疲勞

上述酒的功能，並不分啤酒、紅酒、白蘭地、威士忌、日本酒……以下則依酒的種類敘述其特殊的功能：

- 燒酒……預防血栓（心肌梗塞、腦中風）
- 白酒……殺死食物中的毒菌（大腸桿菌、沙門氏菌〔Salmonella enterica〕等）
- 紅酒……白藜蘆醇可防止心肌梗塞、帶來長壽
- 蘋果酒……含很多的鉀，可降血壓
- 窖藏啤酒（lager beer）……富含礦物質、矽（silicon），可強化骨骼。
- 黑啤酒……含有取自大麥的水溶性食物纖維，有很好的整腸作用。。

威士忌……從威士忌酒桶溶出的香氣，具有鎮定因壓力造成的腦部亢奮、促進使心情放鬆的GABA（γ-胺基丁酸，即γ-Amino Butyric Acid的縮寫）發揮功效的作用。在歐洲，是將威士忌加熱水稀釋後滴檸檬汁，當作感冒的特效藥。

酒雖具有常言道的「百藥之長」、「Wineis the old man's milk（酒是老人的牛奶）」一般的功效，但這都是指一天飲酒分量適當的狀況，如日本酒2合、啤酒2大瓶、紅酒2至3杯、燒酒加水（或熱水）稀釋後3至4杯、威士忌加水（或熱水）稀釋後2至3杯以內。如果酒喝太多，還是會成為引發胃腸、肝臟、腎臟、心臟、循環系統……各種毛病的關鍵，所以要注意。「1杯是人、喝酒，2杯是酒、喝酒，3杯是酒、喝人。」

第6章

活到100歲的第4個習慣

——人生要活得快樂

擁有很多的朋友&熟人，常以積極向上的心情，肯定愉快地度過人生

退休之後，毫無興趣地在家混混噩噩度日的人，很容易罹患老年痴呆、認知症等疾病，會有很強的早死傾向。

從「人間」二字也可以理解，人就是要生活在與他人有關的環境中，才能保持身心的健康、正常。

美國大眾醫學誌曾刊載了以下有趣的研究。

對百歲者與大學生進行問券調查時，回答「喜歡助人」的百歲者達60％以上，而大學生只有44％。大部分的大學生都回答說：「別人的事，事不關己，重要的是自己。」

因此，「對老人而言，助人會是很好的消除壓力法」。

接著來思考一下人體的作用，嘴不只有嘴的功能，也要將食物咀嚼後送到胃腸。胃腸也並非只為了胃腸本身而存在，而是要將食物消化後，將營養素送到血液中，供給全身的細胞。肺臟並非只為了肺部呼吸，而是為了將吸入的空氣（氧氣）送到全身細胞而存在的。血液中的白血球噬食病原菌，也並非為了其本身，而是維護身體健康的行為。骨骼、肌肉、腦部也並非為了本身而存活，它們各司其職、幫助其他器官、守護整體生命，結果，其本身也才得以生存下去。

所有的器官與細胞都不是為了自己而活，而是為了協助其他器官與細胞，維持整體的生命而活。

作為這種「生命體」的人類所組成的就是家庭，還有社會、國家。因此，人類天生的使命，可說就是為了其他的人，甚至為了社會、國家而工作、做有用的事。

如今已知，若能秉持「助人為快樂之本」、「有信仰心」、「抱持感謝的心情」、「要看見事物美好的一面」、「以開朗積極的心情活著」等正向的生存方式，就能促進副交感神經的作用，增加NK細胞的數量與活性，提升免疫力。「比起為自己，先為他人做什麼」、「凡事不以自我優先，而是考慮到別人，並以這種觀念影響他人」。換言之，英語please（請）的心情很重要。「please」這個英語單字，當動詞用時，就有「使人愉悅」的意思。

觀察人體各器官、細胞的作用，都是藉由「please」其他器官、細胞，自己本身才得以存活、並維持生命的運作。

同樣地，在我們的社會中，重要的是要使他人愉悅，才能創造健全的人際關係、引領出和平的社會。因此，為了朋友、熟人做些有所為的事，或當志工等積極地參與社會活動，**使對方愉悅，其結果，自我本身的身體心靈也會愉悅，而能獲得身心的健康與長壽。**

就這意義來看，當然可說未建立社會最小單位——家庭（配偶、伙伴）的獨身者容易罹患疾病，壽命也短。

丹麥奧胡斯大學（Aarhus University）的卡斯丁．尼爾賽博士團隊「調查了30至69歲丹麥男女約13萬8000人」後，得知「單身者比有和同伴一起生活的人，罹患嚴重心臟病襲擊的風險高2倍，特別是60歲以上的女性、50歲以上的男性有很高機率引發冠狀動脈疾病（狹心症、心肌梗塞）、心臟病。」但離婚後的女性並不符合這個情況。

該博士分析，「單身者在謳歌自由、解放的反面，很多人都具有孤獨、抽菸、偏食等負面因素，不擅長與一般社會的接觸，也很少找醫生諮商。」因此，會影響罹患心臟病的風險。

美國UCLA的研究者們對1989年「國民健康電訪調查」與1997年「美國死亡指數」進行分析。

1989年當時的調查對象如下：

- 約50%……有結婚
- 約10%……死別
- 約12%……離婚
- 約8%……分居
- 約20%……未婚

追縱調查8年期間，得到以下的結果：

- 未結婚的人 比「結婚的人」，其他死亡可能性高58%
- 死別的人為40%
- 離婚或分居的人為27%

因此，獲得「單身生活雖具魅力且自由，但未結婚的人並不如結婚的人活得長久，且貫徹獨身主義者也不利於健康、長壽」的結論。

「笑」這件事，到目前為止已經過許多研究證實，有助於血液中的NK細胞增加活性，提升免疫力，並預防、改善所有疾病。

以提供患者蔬食飲食而聞名的美國羅馬·琳達大學（加州）精神神經免疫學的李派克博士團隊，將因糖尿病而患有高血壓與高膽固醇血症的20個病例（平均年齡50歲）分為「常笑組」與「對照組」。

兩組患者都接受標準的治療，也服用降血壓劑、降膽固醇藥。

該團隊指導「常笑組」每天看30分鐘的喜劇節目，以比較12個月後的膽固醇值及與心臟病相關的CPR（C反應性蛋白質＝炎症的製造者）值。

結果，「常笑組」防止動脈硬化、有助於長壽的好膽固醇（HDL）值增加26％，「對照組」只增加3％，CPR值也是「常笑組」降低66％，而「對照組」則降低28％。此一結果被認為是有意造成的差距。

派克博士表示：「人體會因為常笑而減少不好的化學物質，增加好的化學物質。這都與健康的維持與疾病的預防有關。」

同一實驗，羅馬・琳達大學研究班則預先告知志願者說：「當天下午要觀賞喜劇電影」，然後測量他們血液中的荷爾蒙濃度，獲得了以下的結果：

- 抑制憂鬱的β－腦內啡………增加27％
- 提高免疫力的成長荷爾蒙…增加87％

反之，未預先告知時，下列的壓力荷爾蒙的濃度就減少許多：

- 皮質醇（cortisol）………減少39％
- 腎上腺素（epinephrine）………減少70％
- 多巴胺（dopamine）………減少38％

只想著「今天有快樂的事，會見到快樂的人，自然就會笑起來」身心的狀態就會變好。

正因為這樣，所以看到事情好的一面、肯定愉快度過人生的人，會比只看到事物不好的一面、悲觀生活的人，能夠健康地活得長久。

老人學者康福特（Comfort）表示：「75%的老化都是自己願望的呈現」，連利坦柏格（Lichtenburg）也說：「越是始終想著人會漸漸老去，就會老化得越快」。

《廣辭苑》的編者新村出（1876至1967），從年少時就體弱多病，卻還是活到90歲。據說，他的座右銘就是「人老心不老」。換言之，就是「即使年紀變老了，心也不老」。

此外，日本舉世聞名的植物學者牧野富太郎博士（1862至1957），曾有人向他請教「健康的方法」，他的回答是「常保心境的年輕」。據說，他還常吟詠以下的詩歌：

吾身影　即便看起來像老翁

心境仍常保　如花般盛開樣貌

牧野博士也活到94歲的高齡，他與新村博士的共通點就是「保持年輕的心」。

「保持年輕的心」會帶來精神上的安寧，其結果可使副交感神經的作用良好，免疫力上昇，而使身心的健康都往上提升。

比起「已經70歲」的想法，「才70歲」的思維，心情不是會更好嗎？

美國詩人塞繆爾．厄爾曼（Samuel Ullman，1840至1924年）著名的《青春》詩中寫到：

Youth is not a time of life;
it is a state of mind;
it is not a matter of rosy cheeks,
red lips and supple knees;
it is a matter of the will,
a quality of the imagination,
a vigor of the emotions;
it is the freshness of the deep springs of life.

青春並非人生的一段時光
青春是心境的一種狀態
青春並非玫瑰色的臉頰、朱紅的嘴唇、柔嫩的膝蓋
青春是沉穩的意志、豐富的想像力、炙熱的情感
青春就像生命的源泉、洋溢着的清新

我想一定有人知道「具有樂天的心情有多重要」，下列的「詩」也表現出這樣想法。

人世有如旅途在多高低起伏的山路，因此當迎來60歲時，

還曆（60歲）　不覺得有什麼不得了
古希（70歲）　還年輕，不必理會
喜壽（77歲）　今後才是老年的快樂日子

傘壽（80歲） 還有很多可做的事
米壽（88歲） 多吃點米飯之後
卒壽（90歲） 年齡上永無畢業之期
白壽（99歲） 直到接受百歲的祝福為止
茶壽（108歲） 茶喝得不夠多
皇壽（111歲） 差不多該讓出日本第一

這首詩的最後是「誦經念佛。繁花盛開」。

在卡拉OK高唱老人讚歌

唱卡拉OK會活動到橫隔膜、大胸肌、斜方肌（trapezius）等呼吸肌肉，使體溫上升，呼氣量變多而有益於副交感神經作用，使心情變好，提升免疫力。此外，由於將呼氣（活著的「氣息」）拉長來唱歌，所以與「長壽」有關。

高加索山區百歲者們的「長壽祕訣」中，大家都認可的一項就是「唱歌」。如果能每天改以「十九之春」的旋律來高唱不知是誰製作的、樂天又充滿希望的

「老人讚歌」，一定會更加健康、長壽。

老人讚歌（老後之花）

1　若50、60是含苞花蕾　70、80就是盛開之花
我的人生　會在今後及　老後盛開綻放吧

2　很久很久以前的傳說　當枯木上開花時
上了年紀也要氣魄十足　開出希望之花吧

3　若和許多的好友握手　在社團中共同學習
身心都會返老還童　開出不老長壽之花

4　若是心中充滿希望　每天都能快樂幸福
快快樂樂地如花之風車　一起活著也是人生

芬蘭症候群告訴我們的事

我認為，之前所說的詩、「老人讚歌」都是在鼓勵人要輕鬆樂天地度過人生，活得長久。

在芬蘭、匈牙利有很多親日者。據說，這是因為這兩國的國民，原本就是亞洲Hun族的後裔。所使用的語言也和歐洲的印亞語不同，且文法與日語、韓語、土耳其語非常類似。

言歸正傳，芬蘭曾發表過這樣的研究結果：以「勤奮接受健康診斷、認真遵照醫師健康指導過日子的人」與「未接受健康診斷，隨性依自己喜好生活的人」為對照組，經15年追縱調查之後，後者的生病率較低，且自殺者也少。這就是所謂的「芬蘭症候群」。

掌管免疫的白血球中，最重要的就是會攻擊癌細胞、病毒的NK細胞。據說，使NK細胞變衰弱的主因，就是認真的性格與生活方式所帶來的「壓力」。

因此，不要過於認真、「適當（恰到好處）」的性格與生活方式，才有益於健康及長壽。

結論

活到107歲高齡的清水寺貫主・大西良慶大師（1875至1983年）一直秉持著以下的「長壽十則」：

少肉多菜　少鹽多醋
少糖多果　少食多嚼
少煩多眠　少怒多笑
少言多行　少欲多施
少衣多浴　少車多步

超長壽者能自然而然秉持堅持，通常都是最真實的。

第7章

預防「5種疾病」以便能活得長壽

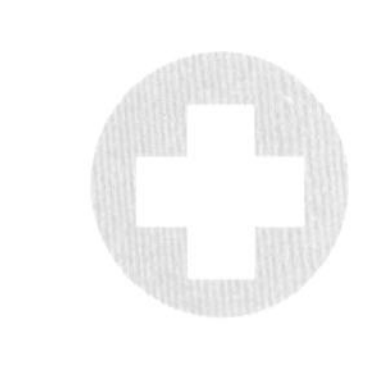

預防高血壓、腦中風、心肌梗塞的訣竅

常言道：「人是連同血管一起老化的」，而高血壓、腦中風、心肌梗塞等因動脈硬化所發生的心臟・循環器官的疾病，就是「血管的老化」所引起的。

一旦血液中的中性脂肪、膽固醇、尿酸等剩餘物質或老舊廢物，沉澱附著於血管內壁，使得動脈硬化而導致血管變細，血流就會變差。如此一來，供給人體60兆個細胞的水分、氧氣、種種營養會不足，且在細胞無法充分活動的情況下，細胞內產生的老舊廢物靠血液回收的作用就無法充分運作，細胞就會因為營養不足與老舊廢物的累積而開始老化。換言之，**「人是連同血管一起老化的」**。

因此，心臟必須用力將很多的營養素、水分輸送到因動脈硬化而變細的血管。這就是高血壓。

如果在變細的血管內，血液中的剩餘物質——膽固醇、中性脂肪、尿酸等連同紅血球、纖維素（fibrin，一種蛋白質）因血小板而凝固，就會引起血栓。這種血栓，若發生在腦動脈就是腦血栓（腦中風），若發生在心臟肌肉內的冠狀動脈就是冠狀動脈血栓（即心肌梗塞）。

一旦發生血栓，血流從血栓部分開始受阻而無法往前流動，會使得營養、氧氣的供給中斷，細胞就會壞死。結果，當腦神經細胞壞死後，就會產生因腦中風引起的四肢麻庳、語言障礙，或因心肌梗塞引起的心臟功能低下（心臟功能不全）。當然，一旦壞死的範圍擴大，由於腦功能受損、心肌運動停止，就會導致死亡。

從發生的過程來看，心臟、循環器官方面的疾病都非一朝一夕造成的，所以才被稱為「沉默的疾病」。

不過，還是有方法可以自行確認會不知不覺發生的「動脈硬化」。

一般用大姆指將上眼瞼往上翻而眼睛往下看，就會看到隱藏在眼瞼中的角膜上緣。這個角膜上緣會隨著年齡出現白色環狀，以診斷學上的用語來說，就是「老人環（Arcus senilis, senile arch）」。其實，目前已知動脈硬化的程度與老人環的厚度是呈正比的。

此外，如果動脈硬化持續下去，血流變得更不好，本來就為數不多的動脈往冰冷「耳垂」的血液循環就會變得更差，耳垂的細胞就會營養不足，而耳垂的縐褶就會很明顯。

芝加哥大學醫學院副教授威廉・J・愛略特博士發表了這樣的研究：「對54歲到72歲的108人進行8年的追縱調查後，『耳垂上有縐褶的人』因心臟發作等死亡的人數是『耳垂上沒有皺褶的人』的3倍。」

由上可知，動脈硬化、心肌梗塞、腦中風的前兆，是可以從「眼角膜的老人輪」或「耳垂的縐褶」進展到某種程度而察覺的。

因此，要預防、改善心臟・循環器官疾病的方法如下：

⑴少吃肉、蛋、牛奶、奶油、美乃滋等代表性的高脂肪食物，而充分攝取含有具EPA、牛磺酸等抗血脂、抗血栓作用成分的魚和海鮮類（墨魚、章魚、蝦、蟹、貝類……）。

⑵積極地食用海藻、大豆、蒟蒻、根莖類等多食物纖維的食物。

食物纖維可有效防止腸內過多的膽固醇、脂肪、糖分、鹽分等剩餘、致癌物質被血液吸收，而隨著大便一起排出。

⑶多吃韭菜、大蒜、蔥、洋蔥、薤（學名：Allium chinense）等百合科、蔥屬的蔬菜。

因其所含成分的烯丙基化硫（allyl sulfide）能使血管擴張、防止血栓。

(4)一定要推薦的是養成喝以2根胡蘿蔔、1顆蘋果製作的胡蘿蔔蘋果汁的習慣，如果再加入50至100g含有具溶解血栓作用的吡嗪（pyrazine）的芹菜會更佳。

(5)由於適當的喝酒，可促進血管內皮細胞分泌血栓溶解酵素——尿激酶（urokinase），所以推薦給愛好喝酒的人。

只不過，喝酒的量是日本酒2合（1合為180ml）、啤酒2瓶、紅酒2至3杯、燒酒加熱水（或水）稀釋後3至4杯、威士忌加水（或熱水）稀釋後2至3杯以內最恰當。

(6)有研究表示：「1天走1萬2500步以上的人不會得狹心症、心肌梗塞」。只要走路，就會增加可防止動脈硬化的好膽固醇（HDL）、血栓溶解酵素的產生。

這些是最大公約數的一般概論。

當然，所有的說法都是正確的，但我認為最重要的是(6)。

如前所述，隨著年齡的增加，臀部、大腿的肌肉會削減，而變成「屁股沒肉」的狀態。

年輕時臀部、大腿之所以健壯，是因為肌肉發達且肌肉內的微血管也多，所以血液大多集中於下半身，而處於「頭寒腳熱」的健康狀態。

下半身的肌肉會隨著年齡衰退，而行走於其中的微血管量也會變少，無處可去的血液就會往上半身竄升。一旦上半身的血液量變多，以上半身手腕測量的血壓就會上升。往上竄升的血液，如果竄到腦部，就會在這裡溢出。這就是一般所說的「腦溢血」。由於血液充滿腦部，就會衝破血管而引起出血（腦出血）或引發多餘的血液凝固的血栓（腦中風）。

由此可知，高血壓、腦中風（血栓、出血）、心肌梗塞全部都是「屁股沒肉」病，換言之，就是下半身肌力的衰退，也就是「腎虛」＝「老化」為主要原因。

因此，為防止、改善高血壓、動脈硬化、心肌梗塞、腦中風，要如前所述般，以走路、深蹲、抬腿運動等肌肉運動來鍛練下半身。此外，每天充分攝取牛蒡、胡蘿蔔、蓮藕、青蔥、洋蔥、山藥等根莖類蔬菜也很重要。

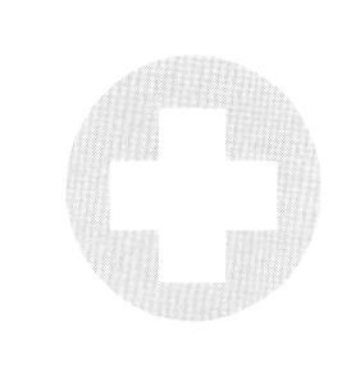

預防糖尿病的訣竅

據說，日本在1945年代只有數百位的糖尿病患者，但如今包括潛在的罹病者，糖尿病患者已有2200萬人。

由於現今約有一半的失明人士、約有一半接受人工透析的病患是因為糖尿病的併發症，所以糖尿病可說是「沉默」且「恐怖的疾病」。

相較於1950年，現在日本每個人的米飯攝取量大約減為1／2，馬鈴薯、地瓜等薯類的攝取量也減少為1／10左右，所以很難說「糖分」就是糖尿病的原因。若1g相當於9大卡，那麼含有糖約2倍熱量的脂肪類的攝取過多，及卡路里最大消耗器官——肌肉活動量（肌肉勞動或運動）的不足，才可說是造成糖尿病的真正原因吧！

正因為從胰臟β-細胞分泌的、具有將血中糖分送入60兆個細胞作用的胰島素的不足，才使得糖分殘存在血液中而變得血糖過高。因此，身體為稀釋血糖會出現口渴、多飲的現象，其結果就是將糖分隨著尿液排出（糖尿）。

由於壞菌嗜吃糖分，因而導致壞菌容易在體內增殖，因此容易引起肺炎、結核病、膀胱炎、皮膚炎（搔癢）等。如果持續高血糖的狀態，眼睛視網膜的血管、腎臟的血管、養成神經的血管內壁就會受損傷而變得脆弱不勘，就會引發視網膜病變↓失明、糖尿性腎病↓腎功能不全（renal insufficiency）↓透析、知覺麻痺或運動麻痺、陽萎……

因此，一般認知的糖尿病預防·改善方法有以下五點：

(1)如果1天要吃3餐，就吃8分飽，並充分咀嚼。

盡可能進行131頁所示的【石原式基本飲食】，每天吃兩餐會更好。

(2)如果吃海藻、蒟蒻、玄米等多食物纖維的食物，就能阻止腸內的糖分往血液吸收。

(3)由於韭菜、大蒜、青蔥、洋蔥、薤等百合科蔬菜，含有可降低血糖的物質——glucoquinine，所以要多吃。

(4)墨魚、章魚、蝦、蟹、貝類、牡蠣中所含的牛磺酸可使血糖下降，而鋅會轉換成胰島素，所以要多吃。

(5)一旦活動肌肉，肌肉細胞內的GLUT－4活性會增加，血糖就會漸漸吸收到肌肉細胞內，而能使肌肉強化，連帶也可使血糖下降。

不過，即使是30幾歲的年輕糖尿病患者，下肢相較於上半身會比較細，如果觸診一定存在著「臍下不仁」（以手掌按壓，肚臍以下的肌肉會比肚臍以上的肌肉虛弱）的現象。換言之，糖尿病就是「腎虛」的疾病。

因此，除了要以走路、深蹲、抬腿運動等鍛練下半身肌肉外，最好要多攝取牛蒡、胡蘿蔔、蔥、洋蔥、山藥等根莖類的蔬菜。

漢方藥中具預防老化與恢復年輕的妙藥「八味地黃丸」，就是從八種生藥所提煉的，其中五種都是植物的根，如山藥。這也是「八味地黃丸」對糖尿病有效的原因。

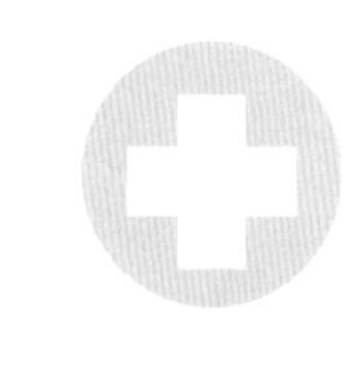

預防癌症的訣竅

日本因癌症死亡人數在2010年突破35萬人，高居日本人死因的第一名。近30年期間，有關癌症的研究成果、見解達到很龐大的數字，手術、放射線療法及化療也有長足的進步。儘管如此，癌症患者依然持續激增，這是否意謂著現代醫學的癌症治療並未正中要害呢？

有關癌症的見解中，要先釐清的一點就是戰後隨著日本飲食生活的歐美化，以往常見於日本人的胃癌、子宮頸癌患者逐步減少，取而代之的是常見於歐美人的肺癌、大腸癌、乳癌、卵巢癌、前列腺癌、胰臟癌、白血病、食道癌……等患者不斷的增加。

換言之，也可說「癌症的類型歐美化了」。就算癌症歐美化，美國人也是直到20世紀前半，大部分是罹患胃癌與子宮頸癌，而剛剛所說的肺癌、大腸癌等的增加，則是1940年以後的事。因此，美國人的飲食生活也是從1910年左右才增加肉、蛋、牛奶、奶油的攝取，而減少穀類、薯類的攝取。

以肉、蛋、牛奶、奶油、美乃滋為主的歐美飲食，一言以畢之就是高脂肪的飲食。一旦血液中的膽固醇增加，若是女性，就會在卵巢中大量製造出女性荷爾蒙（雌激素〔estrogen〕）。其結果，雖然會呈現女性化的體型，但乳房、卵巢、子宮也容易發生癌症。同樣地，在男性的睪丸中會從膽固醇製造出男性荷爾蒙（雄性激素〔androgen〕），如果過剩就常引發前列腺癌。

另外，若攝取高脂肪食物，為消化這些食物，膽汁的分泌會變多，而導致其膽汁酸因腸內壞菌作用而變成脫氫膽酸（dehydrocholic acid），若便祕就會持續刺激大腸黏膜而誘發大腸癌。如果持續高血脂症，對肺部也會造成負擔，而容易發生肺癌。

除此之外，免疫學上也有很多高脂肪食物的攝取比例高，會容易引發胰臟、食道、腎臟等癌症及白血病的資料。

像這樣，高脂肪、高蛋白質的歐美飲食，可說不利於癌症的預防。此外，經過一些動物實驗，也已闡明少吃是能抑制癌症的。還有，根據美國貝爾博士的研究得知，藉由限制蛋白質與卡路里，能增強攻擊癌細胞的T淋巴球功能。由上述內容，似乎可獲得「吃八分飽不罹癌」的結論。

目前已知，癌細胞在35·0℃增殖最快，一旦到達39·3℃以上就會死亡，這意謂著低體溫＝身體虛冷是引發癌症的重要主因。因此，癌症不會發生於心臟、脾臟、小腸等體溫高的臟器。反之，食道、胃、肺、大腸、子宮等管腔臟器，則經常發生癌症。換言之，這些都是低體溫的臟器。

若根據世界初次於1866年由德國布希博士發表的癌症自然治癒例子來看，罹患癌症後，所有自然治癒者全都是得到肺炎、丹毒後發燒的人。之後，也發現數例因發燒而治癒癌症的病例，歐洲的自然療法醫院中會將癌症患者置於45℃的浴池中，以類似錫箔紙（tin foil）的東西包裹其身體，進行所謂的溫暖身體的溫熱療法。

為了預防、治療癌症，溫暖身體，使體溫上升是最重要的。日本人罹癌激增的背後，確實有著低體溫化的背景因素。由於身體40%以上的體溫來自肌肉，因此為了預防癌症，有必要靠走路等運動或泡澡、泡溫泉、洗三溫暖等方式，經常溫暖身體。

歐洲的自然療法醫院中，從以前就使用胡蘿蔔汁來治療癌症。即便到了今天，很多的自然療法醫院仍將胡蘿蔔汁當作癌症治療的主角。美國科學學院也在

1982年發表了一篇維生素A、C、E可防止癌症，且含有這些維生素的蔬菜是胡蘿蔔的報告。

當然，喝胡蘿蔔蘋果汁不見得能治療所有的癌症，但它可說是隱含著治療可能性的自然療法之一。

預防．治療法

＊請勵行以下的方法，不論實行一項或兩項都沒關係。

①因過食使得「血液髒汙」是罹癌的主因之一，所以要注意以下的飲食方式：

1. 注意充分咀嚼（1口咀嚼30次以上）、少食（＝吃八分飽）。
2. 主食吃玄米或白米上撒黑芝麻鹽。
3. 要克制吃肉、蛋、牛奶、牛油、美乃滋、奶油等代表性的歐美飲食，而以和食為中心。
4. 充分攝取海藻、豆類、蒟蒻、玄米等食物纖維多的食物，作為淨化血液的第一步，以便進行腸內的大掃除。
5. 一天吃2餐以下，加上早上喝薑茶1至2杯或以下的新鮮果汁1天分2至

3次飲用（不過，若不吃早餐時，可取代早餐而1天喝1次即可）。如果加入高麗菜，果汁會變得微苦。高麗菜之所以對防癌具效果，理由如下：經一些實驗證實，高麗菜中存在著抑制正常細胞癌化的物質。此外，高麗菜中的維生素U能促進受傷的細胞修復，還有其離子化合物能活化白血球功能、提升免疫力。此外，夏天蘋果產量不足時，可用番茄取代。因為番茄富含具抗癌作用的茄紅素（lycopene）。

- 胡蘿蔔2根（約400g）→240cc
- 蘋果1顆（約250g）→200cc合計510cc（略低於3杯的量）
- 高麗菜100g→70cc

白天主食是蕎麥麵、晚上是玄米飯（或白米飯上撒黑芝麻鹽），且一定攝取1至2樣根莖類、豆類、海鮮類的食物當作副食。例如，喝加入海藻的味噌湯、梅乾1至2顆、白蘿蔔絲、炒洋栖菜。

②由於癌細胞不耐熱，所以在日常生活中要以走路、散步、唱卡拉ＯＫ、培養興

趣、泡澡、洗三溫暖等方式來溫暖身體。

③若能常保感謝的心、為他人服務、看見事物的光明面、懷抱希望、一定會治癒等堅強意志的正向心情，就會增加NK細胞的活性，而提高對癌症的免疫力、治癒力。

④美國的癌症權威呼籲，為預防癌症要「stay young（保持年輕）」。由於癌症是常發生在某個年齡以後的「老年病」，所以最重要的就是持續本書中描述過的預防老化法，即防止「腎虛」的飲食法與運動方式。

⑤在癌症的患部（如果是肺癌就是胸部與背部）及腹部，1天以生薑貼布貼敷1至2次。

圖14◎生薑貼布的作法

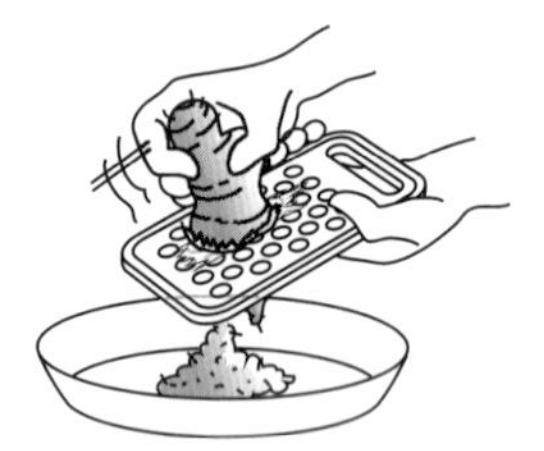

①將約150g的生薑以磨泥板磨成泥。生薑最好用老薑，而不要用嫩薑。

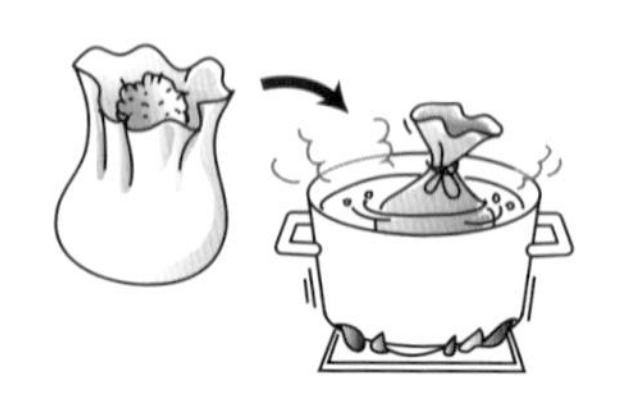

②將薑泥放入棉布袋中，袋口用繩子綁緊。也可用棉質手帕等包裹後，以橡皮筋綑牢。
棉布袋放入裝有2L水的鍋內，開火加熱，在煮沸前轉小火，以小火繼續溫熱。

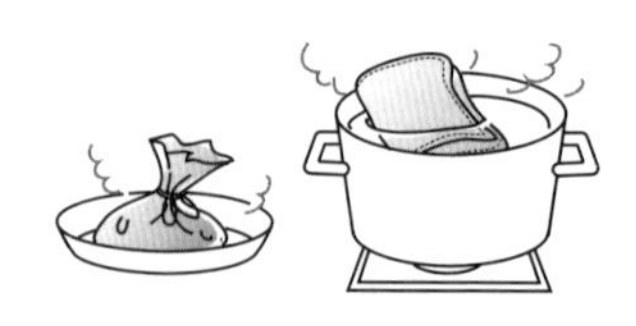

③當煮到70℃左右，拿出薑泥袋，將毛巾泡在裡面。

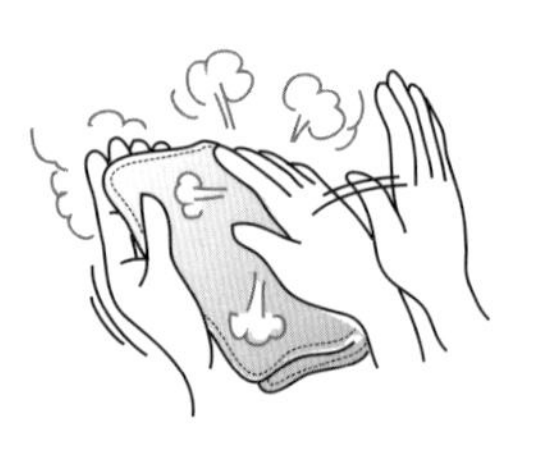

④拍打毛巾，調整溫度。

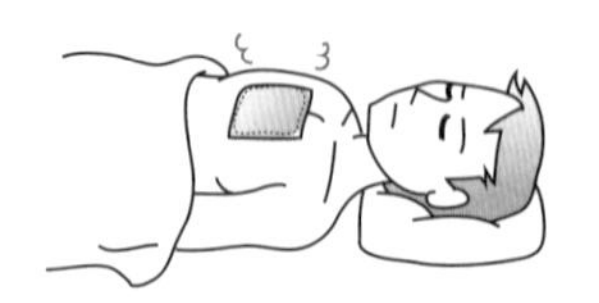

⑤將稍有熱度的毛巾敷在患部。

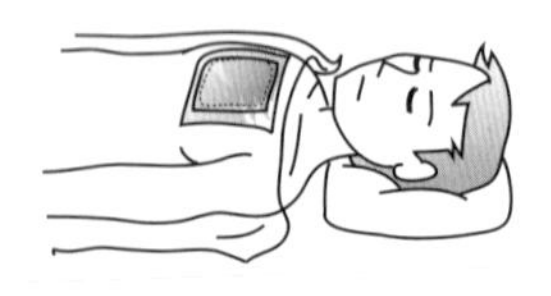

⑥蓋上一層塑膠布，再鋪放一條毛巾。

準備用品

老薑……約150g、水……2L、棉布袋、厚毛巾……2條

第8章

從檢查報告解讀血液的老化

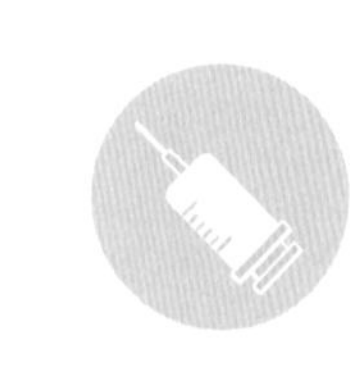

依據血液檢查的診斷

若用注射器將血液從手腕的靜脈抽出，注入玻璃容器內靜置，黏糊糊的紅黑色血液就會往下沉。其中，紅血球、白血球、血小板等血球，即包括有形成分在內，重的部分會往下沉。

而上方清澄部分就稱為血漿，由血清與纖維蛋白原（fibrinogen）所構成的，而纖維蛋白原則具有使下沉的血球凝固作用。換言之，上方清澄部分，就如文字般稱為「血清」。

如左圖15所示，血清約90％是水分，剩餘的是蛋白質、脂質、糖分、礦物質、維生素等營養素，還有各種來自臟器細胞的酵素類（GOT、GPT、LDH等）、及內分泌器官所製造的荷爾蒙、老舊廢物等。

像這樣根據血球、血清成分的多寡來探求各器官、細胞作用的降低或異常、破壞模樣的方法，就是「依血液檢查的診斷」。

水分

①浮腫

尿量減少、體重增加：

- 心臟功能衰退、腎臟病（腎炎、腎病症候群〔Nephrotic syndrome〕、腎功能衰退）……因為排尿量減少。
- 肝硬化、營養障礙……血液中的蛋白質（白蛋白〔albumin〕）不足。

②脫水症

除了口渴、尿量減少、黏膜乾燥外，若變嚴重會引起不安、亢奮：

- 水分的攝取不足
- 因發燒、流汗、燙傷等水分的喪失
- 因尿崩症（Diabetes insipidus）導致尿量的異常增加

圖15◎血液成分的組成

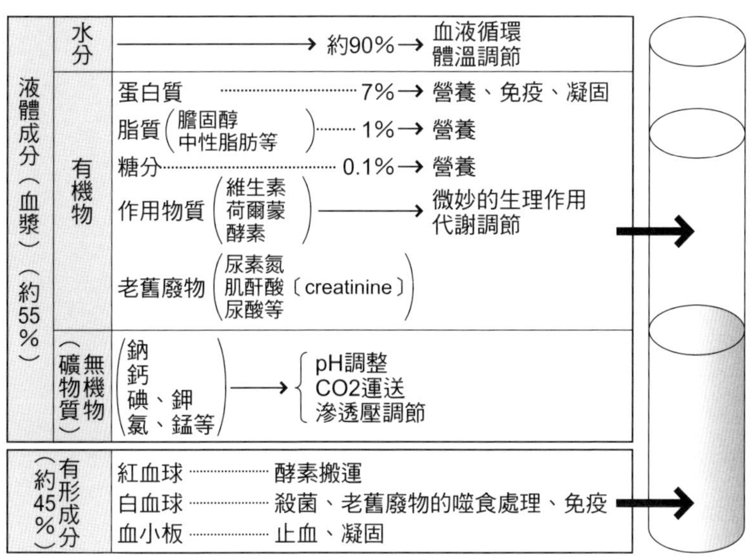

蛋白質

※下列的參考值會依不同的檢查中心而有所差異

總蛋白質〔參考值 6·7至8·3g／dl〕

血液中的蛋白質分為兩種，一是在肝臟製造、養出構成人體60兆細胞的白蛋白（參考值 3·8至5·3g／dl），一是為了戰勝疾病而由白血球的淋巴球所製造的γ球蛋白（γ-globulin，免疫球蛋白）等球蛋白（除此之外，還有a_1、a_2、β等）。兩者合起來稱為總蛋白質。

白蛋白也可稱為「預知壽命的蛋白」，白蛋白值的低下就代表生命力的低下，乃疾病處於極危險的狀態。一旦白蛋白減少，為了與疾病戰鬥，球蛋白就會增加。

因此，總蛋白質中的白蛋白（A）與球蛋白（G）的比例，即A／G的比值成為察看健康狀態的重要指標。

而白蛋白占66·66%、球蛋白約占33·33%是最理想的，即A／G＝2·0代表健康處於非常好的狀態。越是重大的疾病時，白蛋白會減少而球蛋白增加，所以A／G的比值會變得越小。

當A／G的比值低於1．0時

①主要是白蛋白減少時……代表有營養不良、肝炎、肝硬化等白蛋白合成的肝臟疾病，白蛋白從尿液被排洩出來的腎病症候群等。

②主要是球蛋白增加時……A／G比值的低下，代表有慢性感染症、類風濕性關節炎（rheumatoid arthritis）、多發性骨髓瘤（multiple myeloma）、癌症等。

若總蛋白質的增加是因為球蛋白的增加時，則顯示身體存在某種慢性疾病。

要推測疾病的重症程度或生命的預後時，可只由白蛋白值與A／G比值來判斷，而不須要其他的檢查數值，因此這兩個數值可說是非常重要的檢查數據。

脂肪

①總膽固醇〔參考值　120至219mg／dl〕

總膽固醇若太多會成為動脈硬化的原因，但最今也常見這樣的論文：若膽固醇低，會無法健康長壽。

膽固醇是人體60兆個細胞膜的成分、男性荷爾蒙、女性荷爾蒙的原料、消化液膽汁的成分，只要想到存在體內約１００ｇ的膽固醇當中約有１／４是存在腦部。

由於膽固醇靠肝臟合成，所以膽固醇極低到未滿１００mg／dl，通常是因為肝硬化、嚴重的慢性肝炎等肝臟疾病所導致的，預後（生命）也短。

②ＨＤＬ（好）膽固醇（參考值　男性40至70mg／dl　女性45至75mg／dl）

預防動脈硬化的ＨＤＬ膽固醇，會從發生動脈硬化部分開始進行排除造成原因的ＬＤＬ（壞）膽固醇的作用。如果ＨＤＬ比平均值高，就不容易引起動脈硬化（腦中風、心肌梗塞）。

③中性脂肪（參考值50至１４９mg／dl）

中性脂肪是身體活動能量的來源，但如果過多就會沉澱附著在皮下或內臟、血管的內壁上，而引起肥胖、脂肪肝、動脈硬化。如果太少，則是營養不足的狀態。

糖分

血糖值（參考值（空腹時）60至110mg／dl）

血液中的糖分（血糖），早上空腹時，100cc血液中含有60至110mg／dl是正常的。血糖是肌肉及身體各個器官作用時的能量來源，尤其是腦部，差不多百分之百的能量都靠血糖，因此只要血糖值低於60mg／dl以下，就會出現冒冷汗、焦慮、意識不清、瀕脈、血壓低……症狀。

不過，血糖若因過食、運動不足等因素上升，則會導致使血糖下降的胰島素（從胰臟β細胞分泌的荷爾蒙）的分泌來不及，若高血糖狀態持續，會使得供營養給腎臟、眼睛視網膜、神經的血管壁受損而無法進行營養的補給，就會發生糖尿病腎病變（diabetic nephropathy）（腎臟功能衰竭）、糖尿病視網膜病變（diabetic retinopathy）（失明）、手腳的知覺障礙等。

「糖尿病」之所以取這樣的病名，就是身體為了使血糖變少、稀釋，喉嚨會出現乾渴現象而喝很多水，其結果就是大量的排尿（頻尿）來排洩糖尿。

換言之，「糖尿病」真正的病理狀態是「高血糖症」。

糖化血紅素（glycohemoglobin）

糖化血紅素＝HbA$_1$c〔參考值 4.3至5.8％〕

糖化血紅素是紅血球中的一種血紅素（hemoglobin），會與血液中的葡萄糖慢慢結合。換言之，它只存在於血液中，而壽命和紅血球一樣（約120天），因此，根據HbA$_1$c值可知過去約2至3個月的平均血糖值。

由於空腹時的血糖值會根據前一天的生活狀態（過食、運動不足，或反之少食、充分運動）而有很大的變動，所以要檢測是否為糖尿病或糖尿病的重症程度時，HbA$_1$c值就變得極為重要。

酵素

酵素是由細胞製成、參與體內進行的各種化學反應，並發揮促進該反應的觸媒般作用。吃進嘴裡的食物，要靠消化液中所含的酵素（消化酵素）分解，並被吸收到血液中。

此外，被血液吸收的營養素則在肝臟、胰臟、肌肉、腦部等器官中變成細胞的構成成分，或作為能量使用時，甚至物質在細胞內被製造出來或受到破壞時，都要靠各種酵素的作用。酒、味噌等發酵食品，也是靠酵素釀製出來的傑作。

到目前為止，已經確認存在的酵素約200種，而我們常聽到的，除了唾液中的唾液澱粉酶（ptyalin）（碳水化合物分解酵素）、胃液中的胃蛋白酶（pepsin，蛋白質分解酵素）外，還有澱粉酶（diastase，存在於白蘿蔔中）、木瓜酵素（papain，存在於木瓜中）、鳳梨酵素（Bromelain，存在於鳳梨中）等消化酵素。

①AST＝GOT（glutamic oxaloacetic transaminase，麩胺酸草酸轉胺脢）〔參考值 10至40IU／l〕

②ALT＝GPT（glutamic-pyruvic transaminase，丙酮酸轉胺脢）〔參考值 5至45IU／l〕

這些是促成胺基酸合成的酵素，主要存在於肝臟細胞內，在血液檢查中數值上升時，代表肝細胞受到破壞（肝炎、肝癌、肝硬化）。

不過，由於這些酵素也存在於肌肉細胞內，因此其數值也會因心肌梗塞所導致的心肌壞死、四肢肌肉的損傷而上升。

• 肝臟方面的疾病　GPT值大於GOT值
• 肌肉方面的疾病　GOT值大於GPT值

但當肝臟疾病慢性化時，就會變成GOT值大於GPT值，尤其是GOT≒3GPT時，大部分都是肝癌所致。

此外，因肝臟方面的疾病而GOT、GPT出現以下數值時，就要做如下判斷：

• 200以上時……減少工作
• 300以上時……有住院的必要
• 1000以上時……重症

③LDH（乳酸脫氫脢〔Lactic dehydrogenase〕）〔參考值 120至240IU／l〕

這是在體內細胞將糖製造成能量時起作用的酵素。由於心臟、肌肉、肝臟、腦部等各器官的細胞都含有LDH，所以當它的數值因心肌梗塞、肌肉發炎、肌肉萎（muscular dystrophy）、肝病（肝炎、肝癌、肝硬化）等上升時，GOT、GPT等酵素的數值也會一併上升。

不過，只有LDH數值非常高（1000IU／l以上）時，要充分懷疑是惡性腫瘤（癌症）。

此外，乳酸會導致肩膀僵硬、肌肉痠痛，而能分解乳酸的是LDH，所以單純的肩膀僵硬、肌肉痠痛時，LDH也會上升（只不過會在1000IU／l以下）。

④LAP（亮胺酸氨基肽酶〔Leucine aminopeptidase〕）〔參考值 30至70 IU／l〕

LAP是在肝臟製造、靠膽汁排洩的酵素。若罹患膽結石、膽囊炎、膽管癌等防礙膽汁分泌的疾病，血液就會吸收滯留於膽管的LAP，使得血中的LAP值上升。由於肝臟內也有膽管，因此此一數值也會因肝炎、肝硬化、肝癌等而輕微上升。

⑤ALP（鹼性磷酸酶〔alkaline phosphatase〕）〔參考值 104至338IU／l〕

這是分解磷酸化合物（phosphate compound）的酵素。由於是在肝臟製造、靠膽汁排洩，所以具有和LAP一樣的意義。而造骨細胞（osteoblast）、癌細胞也會製造ALP，所以若只有ALP值很高而GOT、GPT、LAP未一併上升時，就要懷疑是骨骼方面的疾病（骨肉瘤〔osteosarcoma〕、癌症轉移到骨頭）或各種器官的癌症。但最近，也有停經婦女罹患骨質疏鬆症時，此一數值有很多上升的例子。此外，骨骼成長顯著的孩子，也會有ＡＬＰ數值是大人３倍的情況，但這並無任何異常。

⑥γ－ＧＴＰ（γ－谷氨 轉肽酶〔γ-glutamyl transpeptidase〕）〔參考值 男性70IU／l 女性35IU／l以下〕

這是分解蛋白質的酵素。若喝酒就會上升，所以當ＧＯＴ、ＧＰＴ、ＬＡＰ、ＡＬＰ值正常，只有γ－ＧＴＰ值高時，就要考慮是酒精性肝病（Alcoholic liver disease）。只不過，一滴酒也不能喝而只有γ－ＧＴＰ值很高的人，代表其水分攝取過多，即漢方上所稱的「水毒症」患者。

⑦ＣｈＥ（膽鹼酯酶〔Cholinesterase〕）〔參考值 男性２３４至４９４IU／l 女性２００至４５２IU／l〕

白蛋白、ＣｈＥ都是由肝細胞製造產生的，所以兩者的數值是一起變動的。若因肝炎、肝硬化、肝癌等使得健康的肝細胞變少，ＣｈＥ、白蛋白的數值都會變低。

此外，因營養不良、各種癌症等，肝細胞中的白蛋白、ＣｈＥ的合成也降低，所以數值也會變低。但脂肪肝時，ChE的數值反而會變高是特徵。

⑧澱粉酶（amylase）〔參考值 37至125IU／l〕

這是在唾液腺、胰臟中含量豐富的酵素，所以有胰臟方面的疾病（胰臟炎、胰臟癌、胰臟結石等）、急性腮腺炎時，此一數值會變高。

老舊廢物

①BUN（尿素氮）〔參考值 8至23mg／dl〕

這是作為體內能量來源使用過的蛋白質燃渣。誠如文字所示，會成為尿液的基本物值。血液中的BUN，必須透過腎臟過濾後，變成尿液成分排洩到體外。

如果罹患腎炎、腎病症候群、糖尿病腎病變等腎臟病，腎臟功能會下降，血液中就會殘留BUN。換言之，如果參考值超過23mg／dl，就要懷疑有腎功能障礙。

- BUN40至50mg／dl以上……腎功能衰退
- 100mg／dl以上……尿毒症（有必要做血液透析）

此外，運動、下痢、嘔吐、發燒後也會有BUN值上升的情形，接下來的肌酐酸不為這樣的狀態所左右，就成為單純的腎功能指標。

②肌酐酸（creatinine）〔參考值 男性0．61至1．08mg／dl 女性0．45至0．82mg／dl〕

肌酐酸是胺基酸在構成蛋白質時的代謝產物，即作為肌肉能量來源使用後所產生的老舊廢物。簡單來說，肌酐酸和BUN一樣，是蛋白質的燃渣。相較於BUN值會受到食物中蛋白質攝取的多寡或運動、發熱等的影響，肌酐酸值並不會受到這些因素的影響，所以更能正確顯示腎功能。

- 3．9mg／dl以上……腎功能衰退（腎功能衰退70%以上）
- 8．0mg／dl以上……從腎功能衰退邁向尿毒症中（有必要做血液透析）

③尿酸〔參考值 男性3．4至7．0mg／dl 女性2．4至7．0mg／dl〕

體內細胞經常進行所謂的新陳代謝作用，即老舊物質遭到破壞而產生新的物質。尿酸是老舊細胞細胞核中的核酸（purine body，嘌呤體）的燃渣，誠如其字面所示，最後以尿排洩掉。一旦血液中尿酸變多，就會產生尿酸鹽而沉澱附著在腳大姆趾的關節、膝蓋、耳垂、動脈內壁、腎臟等，而分別引發痛風、痛風石（耳垂）、動脈硬化、腎功能障礙等。

血液中的尿酸除了會因攝取過多的肉類、堅果、魚板、啤酒等富含普林的食物而上升外，也會因過食、喝酒過多、激烈運動、壓力而上升。

當然，罹患腎臟病（腎功能衰退、尿毒症）時，不用說血中的BUN、肌酐酸值也會一併上升。

腫瘤標記

腫瘤標記是「血液中非由正常細胞所產生的，而是只從癌細胞製造出來的急性期蛋白質」，常應用在診斷癌症的存在、癌症的復發・轉移。

不過，若癌症病灶未大到一定程度，血液中多半不會出現「腫瘤標記」。此外，良性疾病也會產生，且即使腫瘤標記呈陰性反應，也不保證就沒有癌症，因此在現階段，「腫瘤標記」並無法作為百分之百確實的「癌症」診斷法。

只不過，在癌症治療前呈陽性反應的腫瘤標記，經過治療（手術、放射線、抗癌藥劑等）後陰性化，然後又再呈陽性反應時，多半可在做X光線等各種檢查前，早期發現癌症的復發、轉移。

有關癌症的診斷與腫瘤標記，如圖16所示，但主要的腫瘤標記如下：

・AFP（甲型胎兒蛋白〔alpha-fetoprotein〕）……差不多100%的原發性肝癌會是陽性反應。

・CEA（癌胚胎抗原〔carcinoembryonic antigen〕）……胃・腸、肺、乳房、胰臟（只不過，糖尿病、肝炎、肝硬化、慢性胰臟炎、慢性支氣管炎、老菸槍也會有陽性反應的情形）

・CA19－9（carbohydrate antigen 19-9）……80至90%胰臟癌會是陽性反應

・CA125（carbohydrate antigen 125）……70%的卵巢癌會是陽性反應

・PSA（攝護腺特異性抗原〔prostate-specific antigen〕）……前列腺癌會是陽性反應的百分比，如圖17。

圖16◎藉由腫瘤標記可察知或不可察知的癌症

腫瘤標記項目＼癌症	肺癌	食道癌	胃癌	胰臟癌	大腸癌	肝癌	膽囊、膽管癌	乳癌	卵巢癌	子宮癌	膀胱癌	前列腺癌	惡性淋巴癌	白血病	參考值
AFP						●									10以下
CEA	●		●	●	●	●	●	●							5.0以下
elastase 1				●											400以下
CA19-9				●	●		●								37以下
CA15-3								●							27以下
CA125									●						35以下
IAP						●									500以下
TPA	●				●			●							110以下
NSE	●														10.0以下
SCC	●									●					1.5以下
PAP												●			3.0以下
CA72-4			●						●						4.0以下
SPan-1				●		●	●								30以下
SLX				●			●		●						38.0以下

●有效性特別高

急性期蛋白質（又稱非正常存在蛋白質或不正常蛋白質）

一般健康正常人的血液中是不存在的，或即使存在也為數極少的蛋白質，就稱為急性期蛋白質。

①CRP（C反應蛋白〔C-Reactive Protein〕）〔參考值0．2mg／dl以下〕

所謂的CRP，是一般健康正常人身上幾乎不存在的蛋白質，會因肺炎、支氣管炎、膽囊炎……「○○炎」症，而在血液中急遽增加。

雖然類風濕性關節炎、克隆氏症（Crohn's disease）、硬皮病（scleroderma）等自體免疫疾病，或癌症、心肌梗塞等細胞壞死的狀態，也會導致CRP的增加，但數值不會像炎症患者那麼高（肺炎有時會出現10以上的情況）。

圖17◎PSA值與攝前列腺癌的可能性

PSA值	未滿4.0	4至10	10以上
攝前列腺癌的可能性	0.2%	10%	40%

②ＲＡ檢測（Rheumatoid arthritis test，類風濕因子檢測）（參考值 陰性）

（RA檢測＝檢測是否有一般不存在於血液中的類風濕性關節炎因子）

藉由抓取(catch)會在類風濕性關節炎中出現的類風濕因子，即會對ＩｇＧ（免疫球蛋白G〔immunoglobulin G〕＝γ－球蛋白的一種）產生的自體抗體＝急性期蛋白質，來診斷是否是類風濕性關節炎。不過，以下的疾病，ＲＡ檢測都會是陽性反應。

出現機率

- 類風濕性關節炎……80％
- 膠原病（ＳＬＥ〔systemic lupus erythematosus，紅斑性狼瘡〕、硬皮病）……20至１００％（休葛蘭氏症候群〔Sjogren's sydrome〕為１００％）
- 肝病……15至80％（肝硬化為80％）
- 統合失調症……40％
- 憂鬱症……60％
- 癌症……20％

即使是與「免疫異常」無關的疾病，也有相當高機率會出現ＲＡ因子。就自然醫學的角度來看，可看出會罹患這類疾病的患者體質都存在「虛冷」的問題。

②ＨＢｓ抗原、ＨＢｓ抗體、ＨＣＶ抗體〔參考值 陰性〕

如果感染Ｂ型肝炎病毒，血中就會出現ＨＢｓ抗體，如果感染Ｃ型肝炎病毒，血中就會出現ＨＣＶ抗體。再者，ＨＢｓ抗原可視同為Ｂ型肝炎病毒，若呈陽性（＋）反應時，代表體內存在著Ｂ型肝炎病毒。

不過，HBs抗原為（－）、HBs抗體為（＋）時則表示，免疫球蛋白（immunoglobulin，簡稱Ig）的HBs抗體戰勝B型肝炎病毒，將病毒驅逐，所以不會再罹患B型肝炎。

有形成分（血球）

①紅血球〔參考值 男性430至570萬／mm^3 女性370至500萬／mm^3〕

被吸入肺（泡）中的氧氣會被吸收到滿布在肺壁上的微血管中，而被紅血球捕捉住、運送到全身的細胞。紅血球之所以呈現「紅」色，就是因為鐵與蛋白質所構成的血紅素（hemoglobin）。

- 而貧血的原因，大部分都能靠紅血球的數量與血紅素的量的組合來推測。
- 紅血球過多……多血症（容易發生腦中風、心肌梗塞等血栓症）
- 紅血球過少……貧血（種類・原因可從與血紅素的關係來推知）

②血紅素〔參考值 男性13.5至17.5g／dl 女性11.3至15.2g／

dl）

這是由鐵所產生的「heme（色素）」與所謂的球蛋白（globin）蛋白質所構成的，由於血紅素會如磁鐵般吸附氧氣，紅血球才能夠搬運氧氣。

1缺鐵性（低血紅素）貧血……紅血球數量正常（例如：500萬／mm^3）

血紅素少（例如：10.0g／dl以下）

雖然也有因食物中的鐵分不足、下痢、腸胃病導致鐵分的吸收不良等因素，但大部分都是因為潰瘍或外傷、生理期、痔瘡等出血過多，使得血液流失，或骨髓的造血功能雖能產生充分的血球、卻來不及製造血紅素所引起的貧血。

2高血紅素貧血……紅血球數量減少（例如：350萬／mm^3）

血紅素正常（例如：15.0g／dl）

這是紅血球數量少，每個紅血球顏色深（太濃）類型的貧血，惡性貧血（缺乏維生素B_{12}）、再生不良性貧血等都符合。此外，酗酒者（飲酒過度者）也是這類型的貧血。

3正血紅素性貧血……紅血球數量減少（例如：300萬／mm^3）

血紅素也少（例如：8.0g／dl）的類型就符合。癌症通常是這類型的貧血。此外，也有因腎臟病造成的貧血或溶血性貧血的情形。

③白血球〔參考值 4000至8000／mm^3〕

白血球是負責免疫中樞的細胞，會在身體發生任何異常如細菌感染、疲勞、壓力等時增加。當然，血液類的癌症如白血病，白血球的增加會很顯著。只不過，感冒、流感、肝炎等病毒感染的初期，白血球反而會減少。

1太多

- 萬至2萬／mm^3……肺炎、支氣管炎、闌尾炎、膽囊炎等細菌感染症、
- 心肌梗塞等組織遭破壞的疾病
- 萬至10萬／mm^3以上……白血病

2太少

- 2500／mm^3以下
  - ·病毒感染……感冒、麻疹（measles）、A型肝炎等
  - ·膠原病
  - ·再生不良性貧血

・抗癌劑、放射線療法的副作用

④血小板〔參考值 12萬至35萬／mm^3〕

血小板具有止血作用，因此，若太少會容易出血，反之如果太多就容易造成血栓。

1. 太多

- 血小板增多症
- 多血症
- 白血病

2. 太少

- 特發性血小板減少性紫斑症
- 肝硬化、慢性肝炎
- 白血病
- 再生不良性貧血

血沉

紅血球沉降率（或稱紅血球沉降率）（參考值 男性0至10mm女性0至15mm）

若在血液中加入抗凝固作用劑，使之不會凝固，再倒入附刻度的細玻璃管內直立著，血球（主要是紅血球）就會隨時間往下沉。一般將此下沉的速度稱為「紅血球沉降速率」，也簡稱為「血沉」。

其實，這是很單純的檢查，但在第二次世界大戰前後的結核病全盛期，此一血沉值被視為決定住、退院的重要標準。

參考值為男性10mm以下、女性15mm以內，但若有某種疾病，一定會以比參考值更快的速度往下沉。這就稱為血沉的亢進（elevated sedimentation rate）（或稱血沉的升高）。

換言之，因急性炎症而使得a_2－球蛋白、CRP的增加，或因慢性炎症、癌症使得a_1及a_2－球蛋白增加、紅血球減少（貧血）、白蛋白降低，都會成為促進血沉速率的主要原因。雖然血沉的升高，並無法特別鎖定某種疾病，卻暗示著身體某處正潛藏著疾病。特別是升高到50mm以上時，一定存在著疾病，所以即使沒有自覺症狀，也有必要做精密檢查。

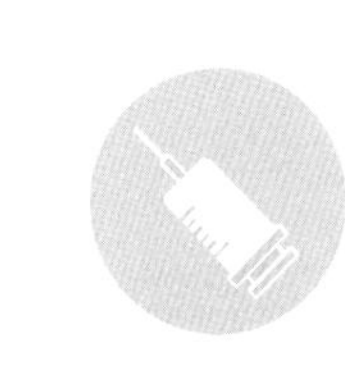

從血液檢查診斷疾病

健康檢查結果要這麼解讀。A氏（45歲．上班族）

首先，以兩、三天就生現代文明病的A先生的健康診斷結果為基礎，來看血液檢查的觀察法。

從A先生的檢查值、45歲、上班族的資訊來看，他應該是擔任課長到次長之間的中間管理職位，像夾心餅乾般受到上級與部下的意見，有很多壓力，加上運動不足、每天要招待客戶喝酒等，由這些基本資料就能推測。

若再觀察其詳細的檢查結果，更可解讀出以下的內容：

①170cm、82公斤，明顯很肥胖。

②由於GOT、GPT、LDH等肝細胞相關的酵素數值很高，所以有肝炎或肝功能障礙。

③LAP、ALP、γ－GTP等膽管方面的酵素很高，尤其是γ－GTP的數

值超標，所以可想成是因飲酒過多使得γ－ＧＴＰ上升，其結果導致膽汁的流動很差，應是ＬＡＰ、ＡＬＰ上升的原因。這也影響到肝實質細胞（hepatic parenchymal cells），而引起②的ＧＯＴ、ＧＰＴ、ＬＤＨ的上升。

④中性脂肪與膽鹼酯酶的數值高，可見有脂肪肝。

⑤除此之外，總蛋白質、總膽固醇、尿酸值也高，所以是營養過剩的狀態。

⑥營養過剩所反應的是紅血球、血紅素也多。白血球之所以多，是因為肥胖使得很多老舊廢物堆積在體內所致。

⑦由於ＣＥＡ、ＡＦＰ數值正常，所以應該沒有胃腸或肝臟方面的癌症。

換言之，因飲酒過剩（這也代表經常大吃大喝，所以營養攝取過剩）使得γ－ＧＴＰ的數值飆高，中性脂肪也增加而變成脂肪肝。此外，從尿酸的數值來看，將來某一天會出現痛風，也不奇怪。

此外，由於血糖與HbA1c值很高，很有可能罹患糖尿病。因此，從這次的檢查，可以做出以下的診斷。

(1)酒精性肝炎（脂肪肝）

(2)高血脂症

圖18◎A先生（45歲・上班族）170cm、82kg

			標準植	A先生的測定值
營養狀態		總蛋白質	6.7至8.3	8.5
		白蛋白	3.8至5.3	4.8
		A/G	1.3至2.0	1.6
肝功能檢查	肝細胞狀態	GOT	10至40	80
		GPT	5至45	96
		LDH	120至240	520
	膽管狀態	LAP	30至70	80
		ALP	104至338	400
		γ-GTP	♂70以下 ♀35以下	250
	肝能力	膽鹼酯酶（cholinesterase）	♂234至494 ♀200至452	600
腎機能檢查	腎功能	尿素氮	8至23	17
		肌酐酸（creatinine）	♂0.61至1.08 ♀0.45至0.82	1.1
	通風	尿酸	♂3.4至7.0 ♀2.4至7.0	8.6
脂質		總膽固醇	120至219	250
		HDL膽固醇	♂40至70 ♀45至75	45
		中性脂肪	50至149	285
反應	其他炎症	CRP	0.2以下	0.1
		RA	（－）	（－）

		標準植	A先生的測定值
胰臟功能	血糖	60至110	130
	澱粉酶（amylase）	37至125	120
	HbA1c	4.3至5.8%	6.5
肝炎種類	HBs抗原	（－）	（－）
	HBs抗體	（－）	（－）
	HCV抗體	（－）	（－）
腫瘤標記	CEA	5ng/ml以下	2.0
	CA125	35U/ml以下	
	AFP	10ng/ml以下	6.0
血球	紅血球	♂430至570 ♀370至500	588
	血紅素	♂13.5至17.5 ♀11.3至15.2	18.0
	白血球	4000至8000	9600
	血小板	12萬至35萬	30萬
血沉			
其他	鐵	♂60至200 ♀55至180	

診斷
（1）酒精性肝炎（脂肪肝）　（2）高血脂症
（3）高尿酸血症　（4）糖尿病

(3)高尿酸血症

(4)糖尿病

因貧血而蛋白質很少，但血中脂質很多的B小姐（38歲．家庭主婦）

從B小姐的檢查結果可以推測如下：

①由於總蛋白質、白蛋白、膽鹼酯酶數值低，所以有點營養不足。

②儘管如此，總膽固醇與中性脂肪高，顯示是「營養過剩狀態」，和①互相矛盾。

③RA（＋），代表有類風濕性關節炎的體質。

④紅血球的數量充分，但血紅素少，可知體內缺鐵。

從上述內容，可以思考如下：

據我36年的臨床經驗發現，RA（＋）代表關節風濕、SLE等膠原病為陽性反應，但RA值為（＋）卻完全沒出現症狀的人，多半是「虛冷體質」。所以，B小姐「虛冷體質」的可能性很高。

此外，從④可以推測，如果B小姐不存在著因胃潰瘍、痔瘡等出血、流失鐵

圖19◎B小姐（38歲·家庭主婦）158cm、53kg

			標準植	A先生的測定值
營養狀態		總蛋白質	6.7至8.3	6.4
		白蛋白	3.8至5.3	3.7
		A/G	1.3至2.0	1.2
肝功能檢查	肝細胞狀態	GOT	10至40	30
		GPT	5至45	20
		LDH	120至240	308
	膽管狀態	LAP	30至70	50
		ALP	104至338	120
		γ-GTP	♂70以下 ♀35以下	8
	肝能力	膽鹼酯酶（cholinesterase）	♂234至494 ♀200至452	150
腎機能檢查	腎功能	尿素氮	8至23	12
		肌酐酸（creatinine）	♂0.61至1.08 ♀0.45至0.82	1.0
	通風	尿酸	♂3.4至7.0 ♀2.4至7.0	2.8
脂質		總膽固醇	120至219	250
		HDL膽固醇	♂40至70 ♀45至75	50
		中性脂肪	50至149	250
反應	其他炎症	CRP	0.2以下	0.3
		RA	（－）	（－）

		標準植	A先生的測定值
胰臟功能	血糖	60至110	70
	澱粉酶（amylase）	37至125	120
	HbA1c	4.3至5.8%	5.0
肝炎種類	HBs抗原	（－）	（－）
	HBs抗體	（－）	（－）
	HCV抗體	（－）	（－）
腫瘤標記	CEA	5ng/ml以下	
	CA125	35U/ml以下	
	AFP	10ng/ml以下	
血球	紅血球	♂430至570 ♀370至500	402
	血紅素	♂13.5至17.5 ♀11.3至15.2	9.0
	白血球	4000至8000	4200
	血小板	12萬至35萬	15萬
血沉			
其他	鐵	♂60至200 ♀55至180	30

診斷	
（1）缺鐵性貧血	（2）高血脂症
（3）營養不良	（4）子宮肌瘤的疑慮

質的疾病，就要強烈懷疑有子宮肌瘤。當子宮肌瘤變大時，會消耗鐵質、生理期的出血量也會變多，因而形成這種缺鐵性貧血。

因此，診斷如下：

⑴缺鐵性貧血

⑵高血脂症

⑶營養不良

⑷懷疑有子宮肌瘤

不過，有個疑問。由於貧血，總蛋白質、白蛋白均少，所以可推測是個體質虛冷、不太有體力的女性，但如同②所指出的總膽固醇、中性脂肪多這點，現代醫學並無法說明。

因此，不妨轉換成漢方的思維。膽固醇、中性脂肪是體內的能量來源，若就石油暖爐來說，就相當於燈油。因此，我們可以這麼思考：由於體質虛冷的人無法使能量來源的脂肪充分燃燒，所以膽固醇、中性脂肪會殘存在血液中。

因此，從今以後B小姐應該做的是接受檢查及力行以下的事項。

①充分攝取紅豆、黑豆、菠菜、蜜棗（prune）、海苔、紅肉的魚、海帶芽、昆布、黑糖等顏色深、含鐵分多的食物。
②經常走路、運動來鍛練肌肉，以便能產生體熱，改善虛冷體質。
③充分攝取味噌、醬油、明太子、小魚乾、鹽漬鮭魚等鹽分多的陽性食物，溫暖身體。
④充分利用泡澡、三溫暖來溫暖身體。

因糖尿病而有腎功能衰退，有貧血可能性的C先生（65歲・公司社長）

從C先生的檢查結果，可以推側如下：
①血糖值高、HbA1c高，因此可推測糖尿病也相當嚴重。由於澱粉酶也高，所以胰臟的作用也有點弱。
②尿素氮、肌酐酸、尿酸均相當高，因此，會因糖尿病腎病變而導致腎功能衰退。
③由於腎病，蛋白質從尿液中漏掉，血液中蛋白質為5・9g／dl、白蛋白為3・5g／dl，代表蛋白質不足。因此，血液變得太稀而水腫，而總膽固醇會

往上升，可想成是為了保持血液的濃稠度。膽鹼酯酶也低，所以是低營養狀態。

④紅血球、血紅素少，代表有長期的糖尿病腎病變等慢性病，可能因此引起貧血。

⑤不過，白血球增加到12000／mm^3、CRP值高達2.1mg／dl，可能是糖尿病引起的免疫力降低又受到細菌感染而引起扁桃腺炎或支氣管炎。

⑥γ－GTP值高，代表現在或多或少還有在喝酒，若不是這樣，就是膽汁的分泌差而開始有肝功能障礙。

⑦由於總膽固醇、中性脂肪多而好（HDL）膽固醇少，所以會有近期就引發腦中風、心肌梗塞等血管疾病的疑慮。

⑧CEA值高，有可能是胃腸、膽囊、肺等器官發生癌症，但老菸槍或糖尿病患也會有CEA值上升的情況，所以多半是糖尿病所導致的。

C先生的糖尿病應該已進展到相當程度，所以要有覺悟，必須專心接受治療。以下彙整C先生的診斷病名：

圖20◎C先生（65歲・公司社長）165cm、55kg

			標準植	A先生的測定值
營養狀態		總蛋白質	6.7至8.3	5.9
		白蛋白	3.8至5.3	3.5
		A/G	1.3至2.0	0.7
肝功能檢查	肝細胞狀態	GOT	10至40	38
		GPT	5至45	40
		LDH	120至240	520
	膽管狀態	LAP	30至70	48
		ALP	104至338	150
		γ-GTP	♂70以下 ♀35以下	75
	肝能力	膽鹼酯酶（cholinesterase）	♂234至494 ♀200至452	150
腎機能檢查	腎功能	尿素氮	8至23	40
		肌酐酸（creatinine）	♂0.61至1.08 ♀0.45至0.82	3.6
	通風	尿酸	♂3.4至7.0 ♀2.4至7.0	8.3
脂質		總膽固醇	120至219	296
		HDL膽固醇	♂40至70 ♀45至75	35
		中性脂肪	50至149	170
其他炎症反應		CRP	0.2以下	2.1
		RA	（－）	（－）

		標準植	A先生的測定值
胰臟功能	血糖	60至110	250
	澱粉酶（amylase）	37至125	280
	HbA1c	4.3至5.8%	8.8
肝炎種類	HBs抗原	（－）	（－）
	HBs抗體	（－）	（－）
	HCV抗體	（－）	（－）
腫瘤標記	CEA	5ng/ml以下	8.0
	CA125	35U/ml以下	
	AFP	10ng/ml以下	
血球	紅血球	♂430至570 ♀370至500	368
	血紅素	♂13.5至17.5 ♀11.3至15.2	11.2
	白血球	4000至8000	12000
	血小板	12萬至35萬	13萬
血沉			
其他	鐵	♂60至200 ♀55至180	

診斷　（1）糖尿病（2）糖尿病腎病變（3）膽汁鬱積性肝病

(1)糖尿病

(2)糖尿病腎病變

(3)膽汁鬱積性肝病

因此，希望在日常生活中注意以下幾點：

①每天走路以1萬步為目標。

②做到充分咀嚼、少食。

只要早上持續飲用胡蘿蔔．蘋果汁及薑茶1至2杯，進行「只有早餐的斷食」，中午吃蕎麥麵（盡可能吃山藥蕎麥麵），那麼晚餐吃「美食」也可以，原則上就是要少食並充分咀嚼（若果汁中加入2至3片的洋蔥，就能加進所謂的「Glucokinin」降血糖物質，效果會更好）。

除了「蕎麥麵」中所含的礦物質——釩（Vanadium）具降血糖作用外，山藥也有同樣的效果。

營養狀態乍看之下良好，卻有罹癌症疑慮的D先生（48歲．上班族）

從D先生的檢查結果，可以解讀如下：

①從GOT、GPT、LDH、LAP、ALP、γ－GTP等肝功能數值很高來看，明顯有肝功能障礙。

②膽鹼酯酶與白蛋白的數值相當低，因此可推測其肝功能，即肝臟的能力非常差。

③儘管如此，總蛋白質比參考值多，乍看下好像營養狀態良好，但由於A／G比值小，所以D先生是長期處於白蛋白少、γ－球蛋白（γ－globulin）多的「慢性病」狀態的類型。

④膽固醇是在肝臟中合成的，因此總膽固醇少，也代表肝功能＝肝臟能力低下。

⑤HCV抗體為（＋），可知肝功能障礙是C型肝炎所導致的。

⑥腫瘤標記中，CEA值會因消化器官（胃腸、肝、胰臟等）癌症而上升，CEA值高，代表有原發性肝癌的可能性，加上特異性上升的AFP值也很高，很遺憾D先生幾乎可確診是罹患「原發性肝癌」。而GOT值約為GPT

圖21◎D先生（48歲‧上班族）170cm、58kg

			標準植	A先生的測定值
營養狀態		總蛋白質	6.7至8.3	8.5
		白蛋白	3.8至5.3	3.0
		A/G	1.3至2.0	0.6
肝功能檢查	肝細胞狀態	GOT	10至40	238
		GPT	5至45	82
		LDH	120至240	1500
	膽管狀態	LAP	30至70	112
		ALP	104至338	420
		γ-GTP	♂70以下 ♀35以下	150
	肝能力	膽鹼酯酶（cholinesterase）	♂234至494 ♀200至452	150
腎機能檢查	腎功能	尿素氮	8至23	18
		肌酐酸（creatinine）	♂0.61至1.08 ♀0.45至0.82	1.2
	通風	尿酸	♂3.4至7.0 ♀2.4至7.0	6.8
脂質		總膽固醇	120至219	102
		HDL膽固醇	♂40至70 ♀45至75	28
		中性脂肪	50至149	130
反應	其他炎症	CRP	0.2以下	1.0
		RA	（－）	（－）

		標準植	A先生的測定值
胰臟功能	血糖	60至110	102
	澱粉酶（amylase）	37至125	200
	HbA1c	4.3至5.8%	5.5
肝炎種類	HBs抗原	（－）	（－）
	HBs抗體	（－）	（－）
	HCV抗體	（－）	（+）
腫瘤標記	CEA	5ng/ml以下	28
	CA125	35U/ml以下	
	AFP	10ng/ml以下	150
血球	紅血球	♂430至570 ♀370至500	350
	血紅素	♂13.5至17.5 ♀11.3至15.2	11.8
	白血球	4000至8000	2500
	血小板	12萬至35萬	8萬
血沉			
其他	鐵	♂60至200 ♀55至180	

診斷　（1）肝硬化（2）原發性肝癌

值的3倍，更成為支持此一診斷的依據。此外，從CEA值很高來看，也有膽管或胃腸癌症的疑慮。

⑦由於也有貧血（紅血球、血紅素低下），除了要考慮是正血紅素性癌症貧血外，從白血球、血小板數量少，也要想到其在罹患肝癌前、恐怕經過肝硬化時期，所以會因肝硬化而脾腫，而使得白血球、血小板的破壞加速。

因此，診斷如下：

(1)肝硬化

(2)原發性肝癌

首先，最重要的是盡可能到大型醫院去確定診斷的結果。

不喝酒的「脂肪肝」。E先生（44歲．上班族）

E先生167cm、63kgs、身高體重中等，絕不會太胖。可是，這2至3個月全身倦怠，因為在公司的健檢中被診斷有「脂肪肝」，所以到我的診所來看診。

我先仔細看他的檢查結果。一般中性脂肪300至400mg／dl就很令人吃驚，但他的竟然高達1200mg／dl。而總膽固醇也有350mg／dl，以日本人來說算相當多，且防止動脈硬化的好膽固醇（HDL）為25mg／dl，相當少。

由E先生的檢查結果，可得知以下的內容：

①由於GOT、GPT等肝功能值上升，膽鹼酯酶數值很高，γ－GTP也相當高，因此就現代醫學角度，可以診斷為因酒精攝取過多的肝功能障礙（脂肪肝）。

②此外，血糖與HbA1c值也高，所以也有糖尿病。

因此，診斷的病名如下：

(1)脂肪肝

(2)糖尿病

不過，問了一下本人「每天喝多少的酒？」他表示，最多不過啤酒一瓶。這樣，①的酒精性脂肪肝診斷，變得很奇怪。

E先生表示，他在外商公司上班，每天都很忙碌，洽公時只喝咖啡，上班時也只喝生水、綠茶，而且1天吃兩餐，食量不大，加上不喜歡吃肉、蛋、奶，飲食都以和食為主。

圖22◎E先生（44歲・上班族）167cm、63kg

			標準植	A先生的測定值
營養狀態		總蛋白質	6.7至8.3	7.5
營養狀態		白蛋白	3.8至5.3	5.0
營養狀態		A/G	1.3至2.0	1.8
肝功能檢查	肝細胞狀態	GOT	10至40	45
肝功能檢查	肝細胞狀態	GPT	5至45	55
肝功能檢查	肝細胞狀態	LDH	120至240	420
肝功能檢查	膽管狀態	LAP	30至70	60
肝功能檢查	膽管狀態	ALP	104至338	180
肝功能檢查	膽管狀態	γ-GTP	♂70以下 ♀35以下	150
肝功能檢查	肝能力	膽鹼酯酶（cholinesterase）	♂234至494 ♀200至452	720
腎機能検查	腎功能	尿素氮	8至23	17
腎機能検查	腎功能	肌酐酸（creatinine）	♂0.61至1.08 ♀0.45至0.82	1.2
腎機能検查	通風	尿酸	♂3.4至7.0 ♀2.4至7.0	7.2
脂質		總膽固醇	120至219	350
脂質		HDL膽固醇	♂40至70 ♀45至75	25
脂質		中性脂肪	50至149	1200
反應	其他炎症	CRP	0.2以下	0.3
反應	其他炎症	RA	（－）	（－）

		標準植	A先生的測定值
胰臟功能	血糖	60至110	140
胰臟功能	澱粉酶（amylase）	37至125	
胰臟功能	HbA1c	4.3至5.8%	6.5
肝炎種類	HBs抗原	（－）	（－）
肝炎種類	HBs抗體	（－）	（－）
肝炎種類	HCV抗體	（－）	（－）
腫瘤標記	CEA	5ng/ml以下	2.5
腫瘤標記	CA125	35U/ml以下	
腫瘤標記	AFP	10ng/ml以下	
血球	紅血球	♂430至570 ♀370至500	390
血球	血紅素	♂13.5至17.5 ♀11.3至15.2	11.2
血球	白血球	4000至8000	6000
血球	血小板	12萬至35萬	11萬
血沉			
其他	鐵	♂60至200 ♀55至180	
其他	鈉	135至145	
其他	氯（chlorine）	98至108	

診斷 （1）脂肪肝（2）糖尿病

他之所以有脂肪肝、γ－GTP值上升，應該是因水分過剩造成的水毒，而使得膽汁的分泌變差，同樣地體質也因水分變虛冷，使得體內脂肪、膽固醇的燃燒受阻礙，才會變成高脂肪。血糖值的上升，也因為同樣的理由。

此外，他的臉色青白，就漢方來說是陰性體質。由於高血脂症，血液變黏稠，為避免腦血栓、心肌梗塞，紅血球、血小板似乎也在變少。

因此，我要E先生注意以下幾點。

①要運動。若定期運動有困難，就每天上下班時提前一站下車走路。

②一有空閒就去三溫暖，好好讓身體出汗、溫暖身體。

②喝熱紅茶加蜂蜜或熱梅子茶等補充水分，努力使身體變溫暖。

E先生力行這幾點之後，變得不會在睡覺中途醒來、口渴到要喝3杯水的程度，反而排尿變好、身體變溫暖，體重也以1個月1kg、3個月5kg的速度減重，倦怠感也消失了。3個月之後，他的GOT、GPT分別是40、42，變正常，γ－GTP為70IU／1，總膽固醇240mg／dl，至於中性脂肪則變成

130mg／dl，約降到1／10。血糖值也下降，變成98mg／dl。

E先生是典型的因水分過多，導致身體虛冷、新陳代謝下降，而造成外表看起來營養過剩、高血脂症、高血糖的例子。

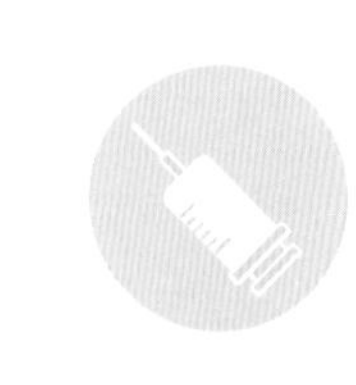

關於血液的「老化」

我認為，透過上述的說明，大家都知道能從血液檢查解讀出相當程度的健康狀態或生病狀態。

即使不存在「疾病」，也可從血液檢查推測「老化」程度。

(1)紅血球、血紅素（Hb）、血球容積比（hematocrit）值的降低

因造血組織「骨髓」會漸漸隨著年齡變性為脂肪組織，而使得造血功能下降，紅血球、血紅素、血球容積比值就會隨之低下。

若不是因潰瘍、痔瘡出血造成的低血紅素貧血（紅血球值正常、血紅素〔hemoglobin〕少），或因缺乏維生素B_{12}、飲酒過度造成的高血紅素貧血（紅血球減少、血紅素正常），特徵就會是正血紅素貧血（紅血球、血紅素都減少）。

(2)白血球數的減少

西方醫學認為「老化與白血球的數量無關」。可是，我在日常的診療中發現，身體能量不夠的人，即體質虛冷的人，就算是青壯年也會有白血球數量少的傾向。因此，若年輕時的白血球數量為5000至6000，隨著年齡的增加而漸漸減少時，就要認為是「老化」的徵兆。

(3)CRP值高

CRP值就是會因肺炎、支氣管炎、膀胱炎……炎症，而在血液中增加的蛋白質。

一旦體內的某個地方發生炎症，CRP值就會在24小時內激增，有時甚至會增加到平常健康時的1000倍，因此要當作「發炎的指標」時，敏感度採用0.1mg／dl就夠了。

常言道「人是連同血管一起老化」，最近已不斷證實，血管＝動脈硬化與「慢性炎症」有關。不過，由於CRP值不會像炎症時那麼高，因此開發出能測定至０·０１mg／dl的高敏感度ＣＲＰ檢查法。

例如，體內沒有肺炎、膀胱炎等「炎症」的人，以一般ＣＲＰ的測定法測出０·６mg／dl以上的ＣＲＰ值時，就存在動脈硬化，無疑是血管「老化」，且可推測將來很容易發生心肌梗塞、腦中風。

(4)血沉

不論是急性炎症時，a_2－球蛋白、ＣＲＰ值的增加，或慢性炎症、癌症時，a_1及a_2（兩者會合併記載成ａ）球蛋白的增加、紅血球的減少、白蛋白的降低，都會成為促進血沉的主要原因。

不只是炎症，血沉也會隨年齡的增加、紅血球的減少（貧血）、ＣＲＰ值的增加、因肝功能低下導致白蛋白的產生減少……因素而亢進。

若沒有炎症，血沉值卻年年變大，可說就是身體在老化。

(5)白蛋白值的低下

英國有句諺語是「Is life worth living? That depends on liver」。直譯其意就是

「人生有價值嗎？全看liver（肝臟）」。

liver是「live（生存）＋er（人）」。換言之，就有「人本身」與「肝臟」的意思。

就像「肝腎要」的說法，肝臟對人體而言是最重要的器官。

肝臟具有解毒有害物質、儲存維生素與血液、免疫作用……作用廣泛，但其最大的作用就是合成構成人體60兆個細胞最重要的蛋白質成分——白蛋白。

如前所述，「白蛋白」被稱為「預知壽命的蛋白質」，它會隨著生病或老化而減少。

白蛋白的參考值為3．8至5．3g／dl，若沒有什麼大病、數值卻減少，可說是在持續「老化」中。

(6)肌酐酸值的上升

老舊廢物肌酐酸是經腎臟由尿液排洩的，但如果若腎功能低下，就無法充分排洩而殘存於血液中，就會使血液中的肌肝酸值上升。一直到數年前，肌酐酸的參考值還是0．7至1．3mg／dl，但最近變成1．08以下（女性則是0．82

以下），正常值範圍變小。我們成為醫生近40年以前，肌酐酸「1．5以下」為參考值，過了70歲，即使是「1．8」左右的數值，也因符合年齡的狀況而不會被視為「異常數值」。

換言之，若因為老化而腎臟功能低下，肌酐酸值就會上升。因此，肌酐酸值的上升，也代表血液的「老化」。

(7)ALP值的上升

如同197頁的說明，ALP（鹼性磷酸酶〔alkaline phosphatase〕）會因「肝病」、「癌症」上升。不過，罹患「肝病」時，GOT、GPT、LAP……酵素的數值也會一併上升，而「癌症」時，就伴隨有LDH值的增加、紅血球的減少（貧血）、白蛋白的減少……

當這些檢查數值正常而「只有ALP值高」時，多半是停經後婦女「骨質疏鬆」所造成的。因為，造骨細胞也會製造ALP。

若從血液檢查中解讀出「老化」時，為預防之前描述的「老化」＝「腎虛」，就要好好實踐「食物・飲食方法」、「運動」、「保持心情的方法」。

藉由將出現異常的血液檢查數值拉近參考值，應該就能確信「恢復年輕」。

SMART LIVING 養身健康觀75

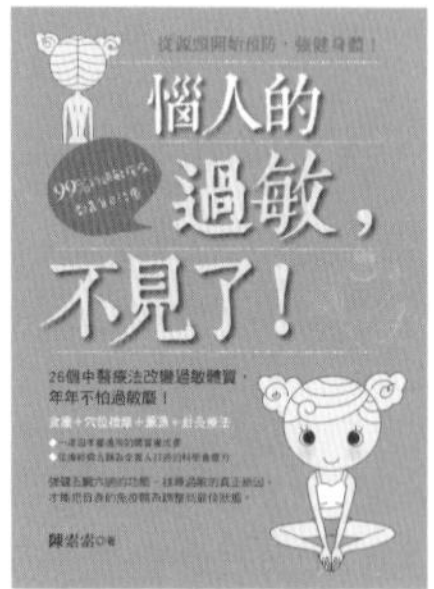

惱人的過敏，不見了！

作者：陳索索
定價：250元
17x23cm．192頁．雙色

依據醫學研究顯示，目前過敏的人數有日益增多的趨勢，發病症狀也各不相同，本書從全方位的過敏角度，不論是過敏性皮膚炎、過敏性鼻炎、過敏性哮喘，或是兒童過敏、女性過敏、食物過敏，給你最實用的知識。從調理體質，強健五臟六腑開始，瞭解自己及家人的體質，找尋過敏的真正原因，才能把自身的免疫體系調整到最佳狀態!

SMART LIVING 養身健康觀76

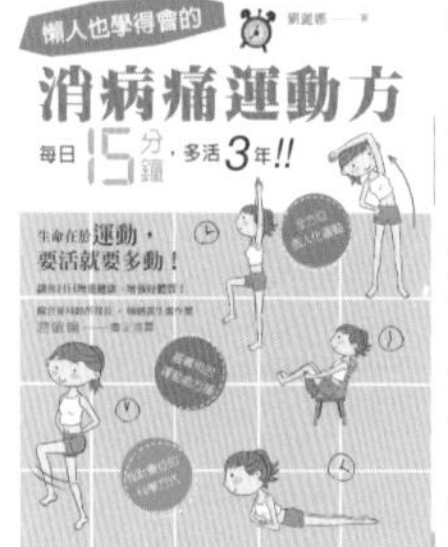

懶人也學得會的消病痛運動方！每日15分鐘，多活3年！

作者：劉麗娜
定價：280元
17×23cm．192頁．彩色

根據科學家們的統計發現，身體運動量不足早已成為現代人生活普遍存在的大問題。過度依賴醫生和藥物，也讓我們的健康狀況形成了一種惡性循環。本書針對不同的體質、不同的疾病、不同的心理問題，開出了不同方式、有目的、有科學理論依據的「運動處方箋」，以此來指引不同疾病的患者，借助運動來充分調養身體。

SMART LIVING 養身健康觀77

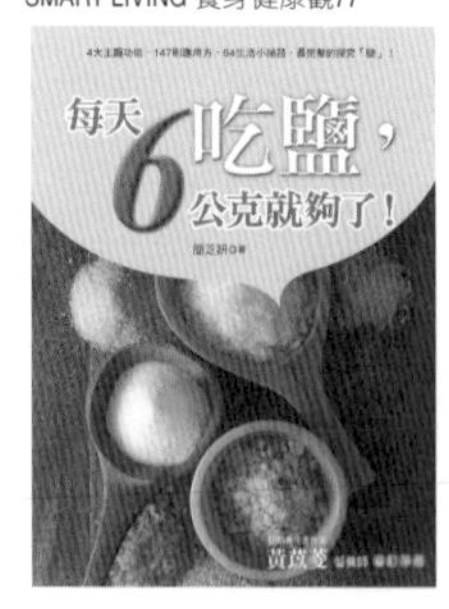

吃鹽，每天6公克就夠了！

作者：簡芝妍
定價：280元
17×23cm．224頁．彩色

鹽就像是一個百變的魔術師，與我們的生活密不可分。只可惜一般人對於鹽的認知，大多停留在調味料的角色。本書帶你一起探索鹽的奇妙世界，　　從飲食保健、美容醫療、生活智慧、家庭清潔到廚房管理，把鹽當作生活的好幫手，活用身邊唾手可得的天然鹽！

SMART LIVING 養身健康觀78

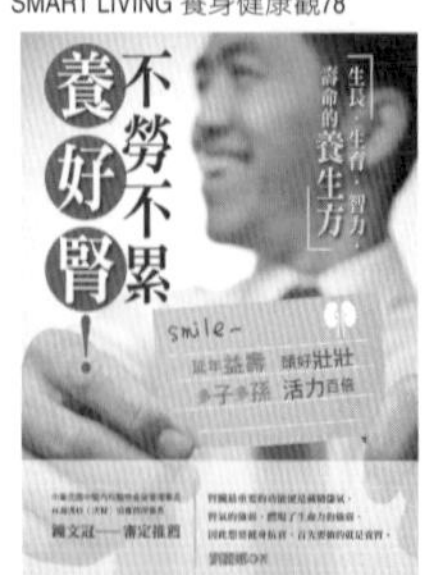

不勞不累，養好腎！

作者：劉麗娜／審定：鐘文冠
定價：280元
17 x 23 x cm．208頁．雙色印刷

本書飲食+運動+穴位按摩的自療方，【吃的對】可以讓你補足腎臟所需營養，讓五臟共享豐盈；【動一動】可以增強你的腎氣，讓身體維持血液的流動；【按一按】穴位按摩的自療方，讓你可以強精健身，活力百倍。維持生長、生育、智力、壽命的養生方，從生活開始愛腎養腎，健康無病痛的活到老。

SMART LIVING 養身健康觀71

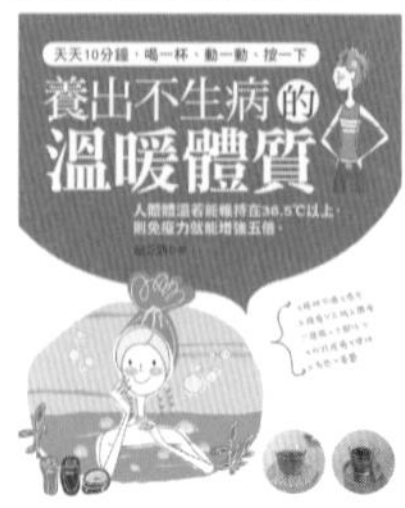

養出不生病的溫暖體質

作者：簡芝妍
定價：250元
規格：17×23公分．160頁．彩色

人體是恆溫動物，因此人體體溫中樞會極盡所能的將溫度維持在37℃，以控制身體各器官能維持正常運作。但如果人體體溫整體下降1℃，則會使免疫力下降百分之三十。因此提高體溫不但可以讓我們免疫力增強，也能預防疾病。人體體溫若能維持在36.5℃以上，則免疫力就能增強五倍。當體溫升高時，癌細胞也較不容易繁殖，自然也能避免疾病。

SMART LIVING 養身健康觀72

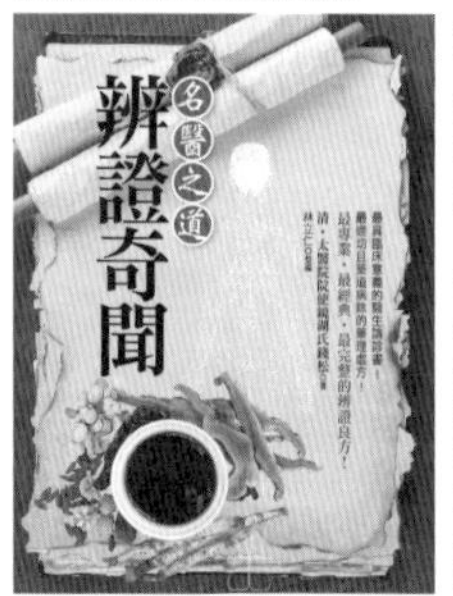

辨證奇聞

作者：清．太醫院院使鏡湖氏錢松
定價：580元
規格：17×23公分．624頁．單色

本書不論是內科、外科、婦科、小兒科，及身體的各個系統，針對每一症狀，以陰陽概念釐清病情；及五行相生剋的道理，辨析症狀，再以臨床處方及藥理說明，詳解藥材的使用，共提出共一〇二門分類別科。提出中肯適切的對症方法，輔以現代白話的說明文字，並針對常見的錯誤觀念，給予臨床上的提醒，是最實用的醫病經驗寶典。

SMART LIVING 養身健康觀73

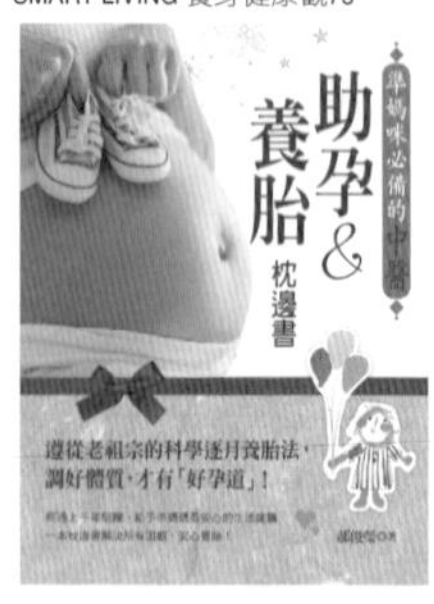

準媽咪必備的中醫助孕&養胎枕邊書

作者：郝俊瑩
定價：208元
規格：17×23公分．280頁．彩色

中國人向來注重子嗣的傳承，對婦人備孕、待孕、產子早就有諸多深入的研究。比起西醫，中醫是直接由腦下垂體給予身體適當的調理，以全身氣、血、津液三者的調理，調和女性的情志，養好精氣神，更注重體質的根本調理，消除病源；　並針對不同的體質，進行各項分類的研究，施以正確的調理方法。

SMART LIVING 養身健康觀74

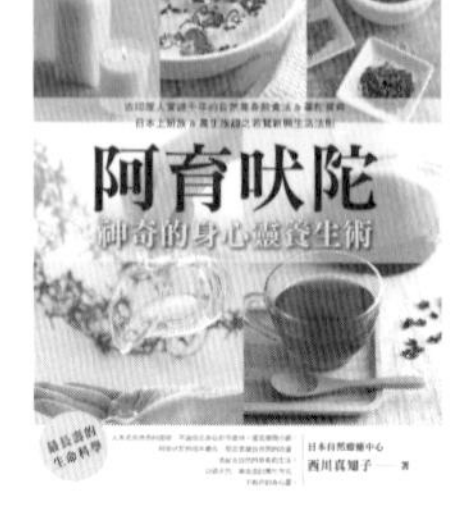

阿育吠陀．神奇的身心靈養生術

作者：日本自然療癒中心．西川真知子
定價：350元
17×23cm．176頁．彩色+單色

現今過多的精緻物質早已破壞人類的身心及大自然的平衡，最早的「排毒」及「抗老」的觀念就是源自「阿育吠陀」，是傳統的印度古醫學，以按摩．瑜伽．呼吸法．食療法．自我保健等方式，平衡水、火、風等三大能量，教你淨化身心及擁有自癒力。

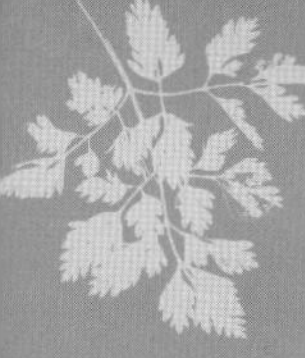

Elegantbooks
以閱讀，享受健康生活

SMART LIVING 養身健康觀67

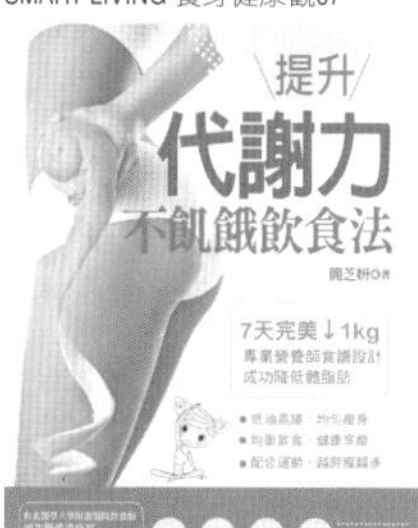

提升代謝力不飢餓飲食法

作者：簡芝妍
定價：250元
規格：17×23公分．224頁．彩色+套色

肥胖會造成便祕、呼吸不良、糖尿病、關節疾病、心血管疾病、乳癌、痛風等，但拚命的節食，不但傷身，還會越減越肥。因此若想要健康的享瘦，健康的吃是有效瘦身的第一步。☆瘦身一定要節食不吃嗎？一定要忍受難吃的瘦身餐嗎？本書就是要與你分享在實施瘦身階段，又能享受食物的樂趣。

SMART LIVING 養身健康觀68

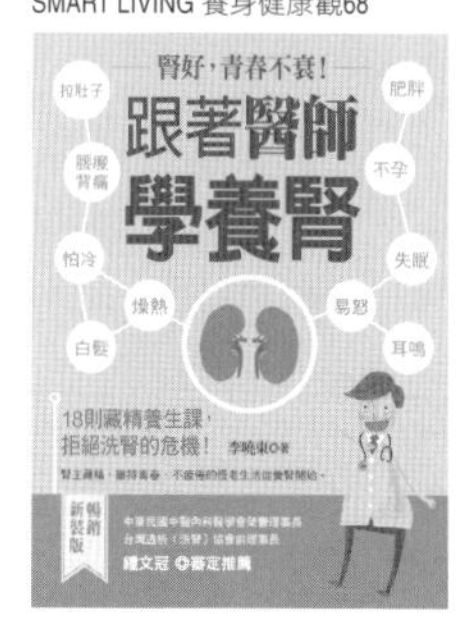

跟著醫生學養腎

作者：李曉東
定價：250元
規格：17×23公分．224頁．套色

腎臟病多年來一直是國人十大死因之一！腎臟尿毒症，被人們稱為第二癌症！因此對於腎臟病，你必須有以下認知：不要以為尿液乾淨清澈，腎臟就沒問題！腰痛可能是腎臟有問題的警訊！憋尿也會引起腎臟病……但其實腎臟病是可以治療，甚至臨床上是能治癒的，居家保健是醫療外腎臟病康復的不二法門。

SMART LIVING 養身健康觀69

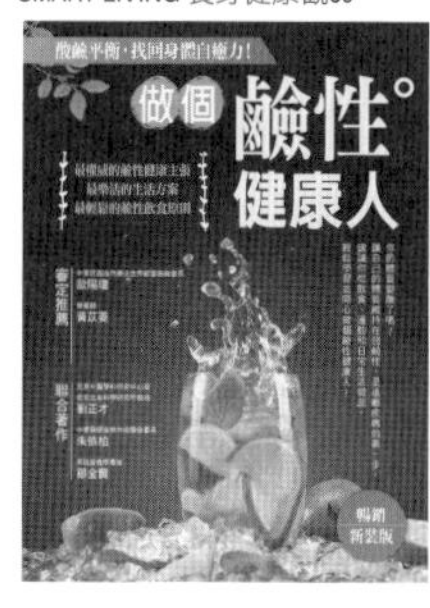

做個鹼性健康人【暢銷新裝版】

作者：劉正才．朱依柏．鄒金賢
定價：224元
規格：17×23公分．240頁．套色

日趨精緻的飲食文化，讓味蕾變得挑剔，尋求美味的同時，你一定不會發現，你的體質正悄悄地酸化……讓自己的體質維持在弱鹼性，是遠離疾病的第一步。
本書提供微鹼食物、及生機飲食，搭配運動和日常生活下手，讓你輕鬆做個鹼性健康人！

SMART LIVING 養身健康觀70

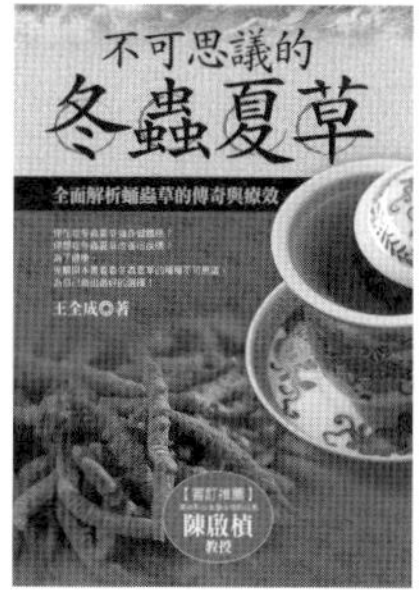

不可思議的冬蟲夏草

作者：王全成
定價：200元
規格：17×23公分．208頁．單色

本書從冬蟲夏草的形態、傳說、生態學的特徵、其獨特的藥性說起，講到人工蛹蟲草的種植，怎樣辨別蛹蟲草的真偽，並揭秘蛹蟲草治病的奧秘，列舉出食用時的種種注意事項……透過此書，你將對冬蟲夏草及蛹蟲草有一個全面瞭解，從而正確地運用這味中藥珍寶。

SMART LIVING 養身健康觀63

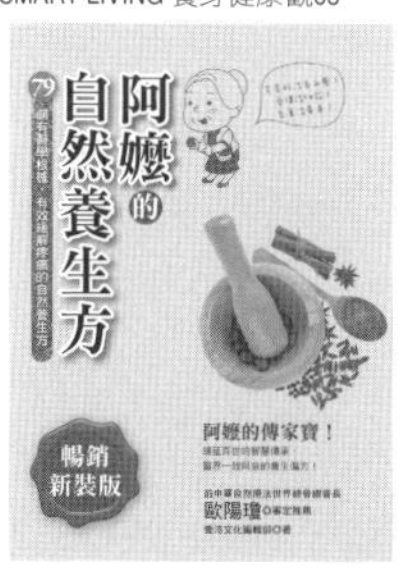

阿嬤的自然養生方(暢銷新裝版)

作者：養沛文化編輯部
定價：250元
規格：17×23公分．256頁．套色

本書以中醫藥學為基礎，嚴選具有醫學根據的自然療法，再為大家分析偏方中的有效成分，及對疾病的作用，能夠讓你在瞭解偏方原理後，再遵循醫師指導使用，可預防常見疾病，達到延年益壽的目的。給你健康不生病的好體質！

SMART LIVING 養身健康觀64

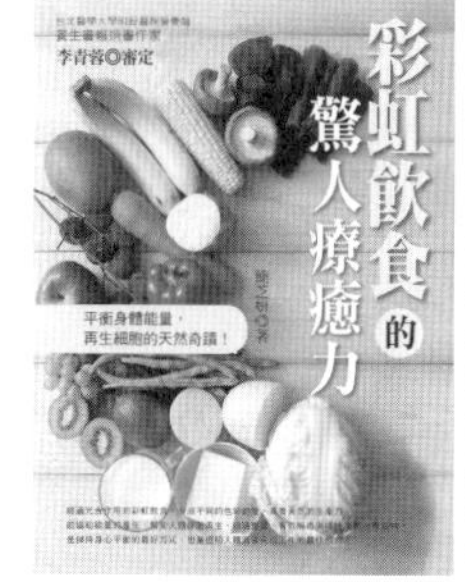

彩虹飲食的驚人療癒力

作者：簡芝妍
定價：280元
規格：17×23公分．240頁．彩色

彩虹飲食透過光合作用在食物表面形成各種鮮艷的天然色彩，如白、紅、黃、綠、紫黑、白等，具有獨特如彩虹般美麗色彩的天然食物，每一種顏色都深具獨特的營養。與動物飲食不同的是，天然植物裡面存在著極大的能量，可以提供人們的所需。最天然、無副作用的樂活食補，讓你自在無負擔地擁有「真健康」！

SMART LIVING 養身健康觀65

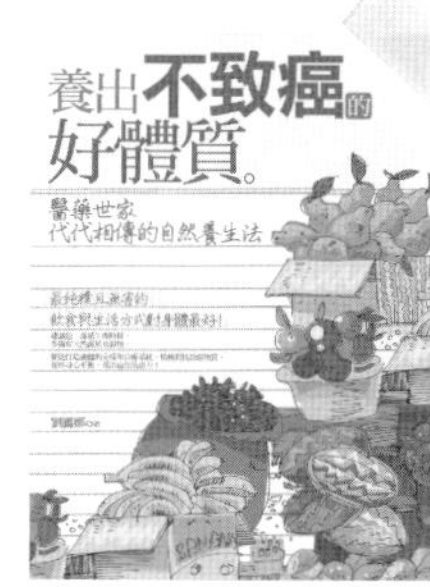

養出不致癌的好體質

作者：劉麗娜
定價：240元
規格：17×23公分．224頁．套色

最純樸且無害的飲食與生活方式對身體最好！挽救免疫系統，提高抗癌力，從正常飲食與生活方式開始！癌症並不可怕，只要你知道怎麼照顧自己，癌症也就不會找上你。建議你，遵循生理時鐘，多攝取天然蔬果及穀物，便能打造強健的免疫和自癒系統，積極對抗致癌物質，保持身心平衡，養出最佳抗癌自癒力！

SMART LIVING 養身健康觀66

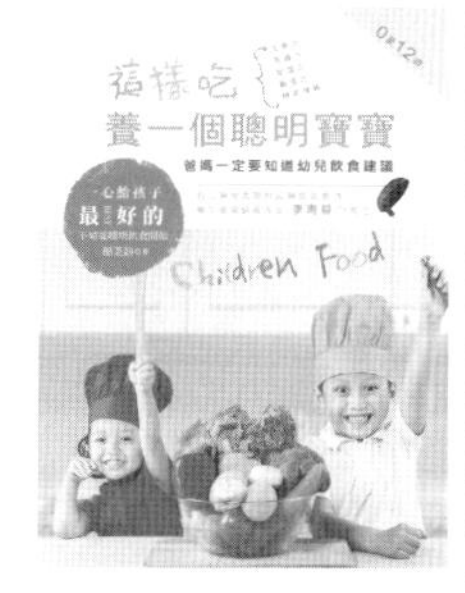

這樣吃，養一個聰明寶寶

作者：簡芝妍
定價：240元
規格：17×23公分．240頁．彩色

依據發展心理學家皮亞傑所說，在小學畢業前是「具體運思成熟時期」，也就是說當孩子在12歲之前對物體及概念的認知已具體成熟。這其中又以0至2歲階段，是孩子腦部細胞發育的高峰階段，而6歲就約完成腦部發育所有階段，因此自小越重視孩童的腦部保健，越有機會幫助孩子培養出身心健全、靈活聰明的一生。

遠離病痛，從「腳」的保養開始！

腳就如「第二顆心臟」，對身體來說是非常重要的部位！《黃帝內經》：「人之衰老始於足，足血盈則身心健」，健康指標——「腳」的自癒之道！等於：體態調整×骨盆矯正×鍛鍊肌肉×健走慢跑。只要腳趾頭活絡，全身就健康了！

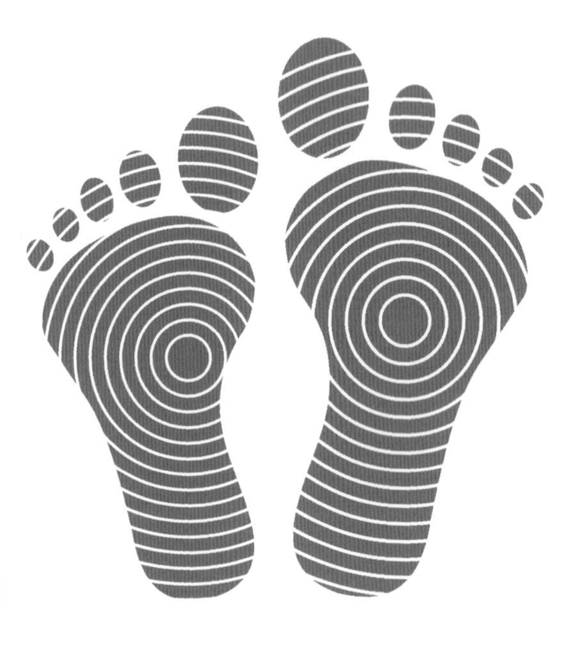

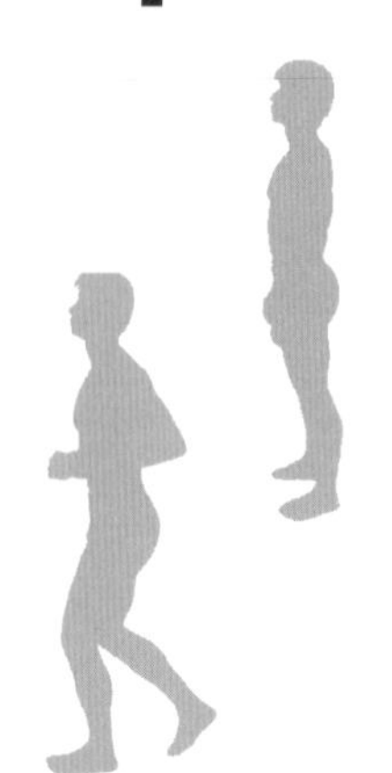

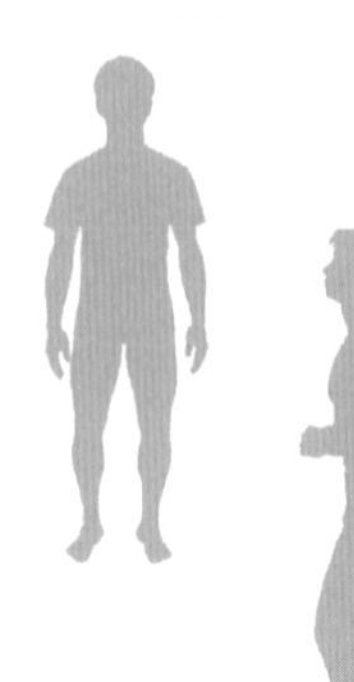

SMART LIVING 養身健康觀87

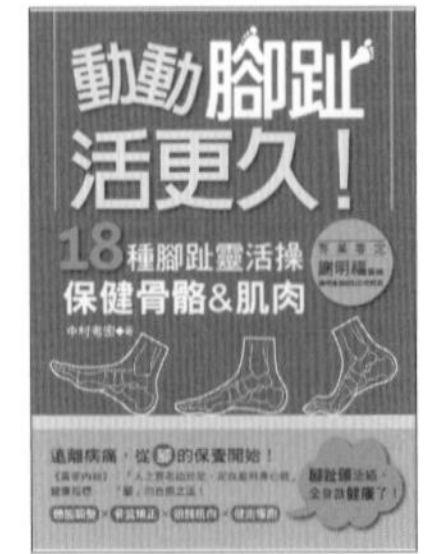

動動腳趾，活更久！18種腳趾靈活操，保健骨骼&肌肉

作者：中村考宏
定價：280元
規格：17×23公分・224頁・單色

完美體態UP！
重新擁有迷人好身材！

一天一招躺著做

告別 水桶腰 大象腿 河馬臀

本日曆中以「身體均整法」介紹了連續30日的伸展操及體操，目的在於調正歪斜的骨骼跟肌肉。只要跟著書中的動作確實進行，就可以感受到身體正在逐步改善。接下來就讓我們一起來矯正歪斜的骨盆，雕塑健康且曲線完美的下半身吧！

SMART LIVING 養身健康觀88

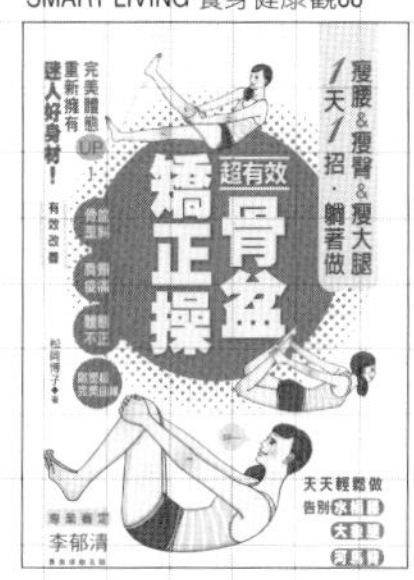

超有效骨盆矯正操：瘦腰&瘦臀&瘦大腿 1天1招・躺著做&肌肉

作者：松岡博子
定價：199元
規格：18.2 x 25.7 公分・30頁・雙色

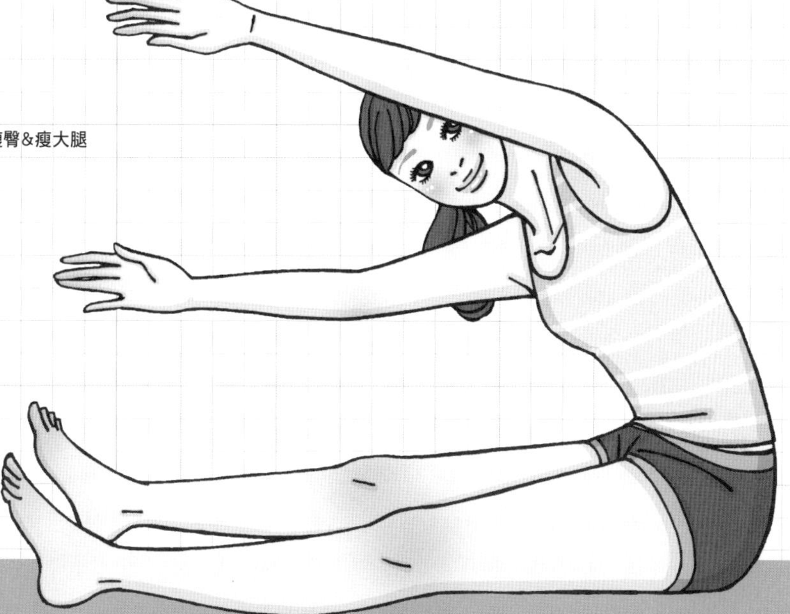

國家圖書館出版品預行編目資料

醫學博士教你「慢活到老」：活到100歲,你一定要養成的4個好習慣! / 石原結實著. -- 初版. -- 新北市：養沛文化館, 2015.02　面；公分. -- (SMART LIVING養身健康觀；90)
ISBN 978-986-5665-15-9(平裝)

1.健康法 2.長生法

411.1　　　103025598

【SMART LIVING 養身健康觀】90

醫學博士教你「慢活到老」

活到 100 歲，你一定要養成的 4 個好習慣！

作　　者／石原結實
翻　　譯／夏淑怡
發 行 人／詹慶和
總 編 輯／蔡麗玲
執行編輯／白宜平
校　　潤／王怡之
編　　輯／蔡毓玲、劉蕙寧、黃璟安、陳姿伶、李佳穎
執行美術／周盈汝
美術編輯／陳麗娜、李盈儀
出 版 者／養沛文化館
郵政劃撥帳號／18225950
戶名／雅書堂文化事業有限公司
地址／新北市板橋區板新路206號3樓
電子信箱／elegant.books@msa.hinet.net
電話／(02)8952-4078
傳真／(02)8952-4084

2015年02月初版一刷　定價280元

總經銷／朝日文化事業有限公司
進退貨地址／新北市中和區橋安街15巷1號7樓
電話／（02）2249-7714　　傳真／（02）2249-8715

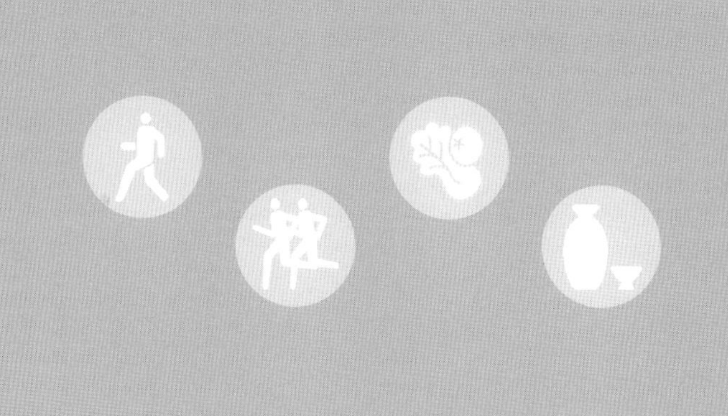

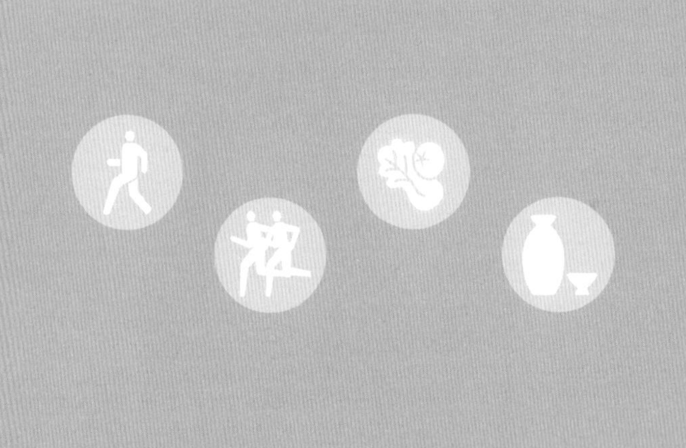